ECN Med

2e édition

Dirigée par Jean-Jacques LEHOT et Xavier RICAUD

Hématologie Cancérologie

Marie-Thérèse Rubio, Yesim Dargaud, Hervé Ghesquières, Jérôme Fayette

Éditions Pradel

PRADEL
Wolters Kluwer France
1, rue Eugène et Armand Peugeot
92856 Rueil-Malmaison Cedex

ISBN 978-2-36110-074-2
ISSN 2105-9551

Hématologie
Cancérologie

Dans la même collection

Deuxième édition en 2012

- Cardiologie
- Gynécologie-obstétrique - Endocrinologie - Nutrition
- Hépatogastroentérologie - Chirurgie digestive
- Maladies infectieuses - Dermatologie
- Néphrologie - Urologie
- Neurologie - Gériatrie
- Ophtalmologie - ORL - Ophtalmologie - Stomatologie
- Orthopédie - Rééducation - Rhumatologie - Médecine interne
- Pédiatrie
- Pneumologie - Anesthésie-Réanimation
- Psychiatrie -Gériatrie
- Santé publique - Thérapeutique - Médecine légale - Médecine du travail - LCA - Maladies rares

Et aussi

Vous pourrez consulter avec profit les ouvrages de la collection « Cas cliniques transversaux pour l'ECN »

Deuxième édition en 2012

- Cancérologie - Oncohématologie - Hématologie
- Cardiologie - Chirurgie cardiovasculaire - Lecture et interprétation de l'électrocardiogramme
- Dermatologie - Endocrinologie - Nutrition et diabète
- Gynécologie-obstétrique
- Hépato-gastroentérologie - Chirurgie viscérale et cardiothoracique - Néphrologie - Urologie
- Infectiologie - Parasitologie
- Lecture critique d'article
- Médecine générale - Médecine légale - Médecine du travail - Santé publique
- Neurologie - Pneumologie
- ORL - Ophtalmologie - Chirurgie maxillofaciale et stomatologie
- Pédiatrie
- Psychiatrie - Gériatrie
- Rhumatologie - Orthopédie - Médecine physique et de réadaptation - Traumatologie
- Urgence - Réanimation - Anesthésie - Douleur

- 52 cas cliniques transversaux, 1re édition

Les auteurs

Hématologie

Marie-Thérèse Rubio
Praticien hospitalier,
Service d'hématologie et de thérapie cellulaire adulte,
Hôpital Saint-Antoine,
Paris

Yesim Dargaud
Maître de conférences des universités,
Praticien hospitalier,
Unité d'hémostase clinique,
Hôpital Édouard-Herriot,
Lyon

Hervé Ghesquières
Praticien hospitalier,
Service d'oncohématologie,
Centre régional de lutte contre le cancer Léon Bérard,
Lyon

Cancérologie

Jérôme Fayette
Praticien hospitalier,
Service de médecine,
Centre régional de lutte contre le cancer Léon Bérard,
Lyon

Préface

La préparation de l'Examen classant national (ECN) en médecine est une épreuve difficile en raison de l'étendue des connaissances exigées et de la rareté des documents de qualité disponibles pour sa préparation.

L'ouvrage se proposant d'exposer les connaissances nécessaires à cet examen doit être relativement succinct pour être clair pour les étudiants de 2e cycle des études médicales. Inversement, ces données doivent être suffisamment exhaustives pour que les candidats brillants et ambitieux puissent optimiser leurs notes.

Ce compromis difficile ne peut être trouvé que dans un travail partagé entre, d'une part, des internes ou des chefs de clinique ayant récemment passé leur ECN et, d'autre part, des enseignants titulaires siégeant dans les jurys. Nous avons tenu compte de ce cahier des charges pour vous présenter cette collection et en poursuivre les réactualisations. Bien entendu, elle se base sur les connaissances issues des Conférences de consensus et des Conférences d'experts des Sociétés savantes nationales ainsi que sur les recommandations officielles telles que celles de la Haute Autorité de santé. Nous avons aussi tenu à illustrer les items pour qu'une iconographie importante en facilite la mémorisation.

Nous sommes persuadés que **la présente nouvelle édition contribuera fortement à la réussite des candidats** actuels comme elle contribua au succès de leurs aînés.

Nous remercions bien évidemment les auteurs, médecins juniors et aînés prestigieux, qui ont bien voulu collaborer à ce travail qui devrait intéresser non seulement les candidats à l'ECN mais aussi tout médecin soucieux d'actualiser ses connaissances.

Xavier Ricaud, IHP

Jean-Jacques Lehot, PU-PH,
Chef de service d'anesthésie-réanimation

Sommaire

Hématologie

Cancérologie

Abréviations, sigles et acronymes

AC : anticorps
ACTH : hormone adénocorticotrophine
ADCC : *Antibody Dependant Cell Cytotoxicity* (cytotoxicité dépendante des anticorps)
ADP : adénopathie
AEG : altération de l'état général
Ag : antigène
AHAI : anémie hémolytique auto-immune
AINS : anti-inflammatoires non stéroïdiens
AMM : autorisation de mise sur le marché
AREB : anémie réfractaire avec excès de blastes
ARSIA : anémie réfractaire sidéroblastique idiopathique acquise
ATCD : antécédent
AT-III : antithrombine 3
ATU : autorisation temporaire d'utilisation
AVC : accident vasculaire cérébral
AVK : antivitamine-k
BCR : récepteur des lymphocytes B
BK : bacille de Koch
BOM : biopsie ostéomédullaire
BPCO : bronchopneumopathie chronique obstructive
BRCA : gène de suscpetibilité du cancer du sein
C' : complément
CCMH : concentration corpusculaire moyenne en hémoglobine
CECOS : Centre d'étude et de conservation des œufs et spermes humains
CD : cluster de différenciation
CG : culots globulaires
CGR : concentrés de globules rouges
CIVD : coagulation intravasculaire disséminée
CMV : cytomégalovirus
CPA : concentré plaquettaire d'aphérèse
CRAB : calcium, rein, anémie, bone
CRP : *C Reactive Protein*
CTF : capacité totale de fixation de la transferrine
CTS : capacité totale de saturation de la transferrine
DDB : dilatation des bronches
DHFR : déhydrofolate réductase
DLCO : capacité de transfert à l'oxyde de carbone
EA : *Early Antigen*
EBER : *Epstein Barr virus Encoded RNA*
EBNA : *Epstein Barr Nuclear Antigen*
EBV : *Epstein Barr virus*
ECBC : examen cytologique et bactériologique des crachats
ECBU : examen cytologique et bactériologique des urines
ECG : électrocardiogramme
ECOG : *Eastern Cooperative Oncology Group*
EDTA : *Ethylen Diamine Tetra Acetic acid*
EFR : épreuves fonctionnelles respiratoires
EGF : *Epidermal Growth Factor* (facteur de croissance épidermique)
EPO : érythropoïétine
EPP : électrophorèse des protides
FDG : *Fluoro Deoxy Glucose*
FEVG : fraction d'éjection ventriculaire gauche
FGF : *Fibroblast Growth Factor* (facteur de croissance des fibroblastes)
FI : facteur intrinsèque
FIGO : Fédération internationale de gynécologie obstétrique
FISH : hybridation *in situ* par fluorescence
FOGD : fibroscopie œsogastroduodénale
FSH : hormone folliculo-stimulante
Gamma GT : gamma glutamyltranspetidase
G-CSF : *Granolocyte Colony Stimulating Factor*
GDS : gaz du sang
GM-CSF : *Granulocyte-Macophage Colony Stimulating Factor*
GPI : ancres glycosylphosphatidylinositols
GR : globule rouge
GTP : guanosine triphosphosphate
GVH : *Graft Versus Host*
Gy : Gray
Hb : hémoglobine
HLA : *Human Leukocyte Antigen*

HNPCC : *Hereditary Non Polyposis Colorectal Cancer*
HPN : hémoglobinurie paroxystique nocturne
HPV : *Human Papilloma Virus*
HSV : *Herpes simplex virus*
HTA : hypertension artérielle
Hte : hématocrite
IFGs : *Insulin-Like Growth Factor*
IFM : Institut français du myélome
Ig : immunoglobuline
IL- : interleukine
INH : isionazide
INR : *International Normalized Ratio*
Inserm : Institut national de la santé et de la recherche médicale
IPI : *International Prognostic Index*
IPS(s) : (Système de) score pronostique international
IRA : insuffisance rénale aigüe
IRM : imagerie par résonance magnétique
IV : intraveineuse
LA : leucémie aiguë
LAL : leucémie aiguë lymphoblastique
LAM : leucémie aiguë myéloblastique
LCR : liquide céphalorachidien
LDH : lactate déshydrogénase
LGL : *Large Granulocytic Lymphocyte*
LH : lymphome hodgkinien
LHRH : *Luteinising Hormone Releasing Hormone*
LLC : leucémie lymphoïde chronique
LMC : leucémie myéloïde chronique
LMMC : leucémie myélomonocytaire chronique
LMP : protéine de latence membranaire
LNH : lymphome non hodgkinien
MALT : *Mucosae Associated Lymphoma Tissue*
MCP : mélange de concentrés plaquettaires
MDR : *Multi Drug Resistance*
MDS : médicaments dérivés du sang
MeV : microélectrovolt
MGG : coloration de May-Grünwald-Giensa
MNI : mononucléose infectieuse
MO : moelle osseuse
MTX : méthotrexate
NADH : nicotinamide adenine nucléotide réduit
NADPH : nicotinamide adenine nucléotide phosphate
NFP : numération formule plaquettes
NFS : numération formule sanguine
NK : *Natural Killer* (lymphocyte NK)
OMS : Organisation mondiale de la santé
PAC : chambre implantable
PAL : phosphatases alcalines
PCR : *Polymerase Chain Reaction*
PDF : produit de dégradation de la fibrine
PDGF : *Platelet Derived Growth Factor* (facteur de croissance plaquettaire)
PFC : plasma frais congelé
PK : pyruvate kynase
PL : ponction lombaire
PN : polynucléaire
PNB : polynucléaire basophile
PNE : polynucléaire éosinophile
PNN : polynucléaire neutrophile
PS : *Performance Status*
PSA : antigène spécifique de la prostate
PSL : produits sanguins labiles
PTAI : purpura thrombopénique auto-immun
PTI : purpura thrombopénique idiopathique
PTT : purpura thrombotique et thrombopénique
PV : polyglobulie de Vaquez
PVSG : *Polycythemia Vera Study Group*
RAI : recherche d'agglutinines irrégulières
RC : rémission complète
RP : radiographie du thorax
RPMI : milieu de culture cellulaire
SC : sous-cutané
SHU : syndrome hémolytique et urémique
SMD : syndrome myélodysplasique
SMP : syndrome myéloprolifératif
SPM : splénomégalie
TA : tension artérielle
TCA : temps de céphaline activée
TCMH : taux corpusculaire moyen en hémoglobine
TCR : récepteur des lymphocytes T
TDM : tomodensitométrie (scanner)
TE : thrombocytémie essentielle
TIH : thrombopénie induite par héparine
TP : taux de prothrombine
TPHA : *Treponema Pallidum Hemagglutination Assay*
TQ : temps de Quick
TR : toucher rectal
TRALI : *Transfusion Related Acute Lung Injury*
TS : temps de saignement
TV : toucher vaginal
VCA : *Viral Capsid Antigen*
VDJ : jonction VDJ des gènes des immunoglobulines
VDRL : *Venereal Disease Research Laboratory*
VEGF : *Vascular Endothelial Growth Factor* (facteur de croissance vasculaire épithélial)
VEMS : volume expiratoire maximal par seconde
VHB : virus de l'hépatite B
VHC : virus de l'hépatite C
VIH : virus de l'immunodéficience humaine
VGM : volume globulaire moyen
VS : vitesse de sédimentation
VVC : voie veineuse centrale
VZV : varicelle-zona virus

Hématologie

143

Agranulocytose médicamenteuse : conduite à tenir

Objectifs

- **Diagnostiquer une agranulocytose médicamenteuse**
- **Identifier les situations d'urgence et planifier leur prise en charge**

DÉFINITIONS

- L'agranulocytose médicamenteuse se définit par :
  - un taux de PNN < 0,5 G/L
  - en rapport avec la prise d'un médicament
- C'est une **urgence médicale majeure (5 % de décès)**

PHYSIOPATHOLOGIE

- Le PNN :
  - cellule de la lignée granuleuse avec un noyau polylobé et des granulations cytoplasmiques contenant des enzymes
  - doté de plusieurs propriétés expliquant sa fonction primordiale dans la défense antibactérienne : mobilité, chimiotactisme, phagocytose, bactéricidie et digestion
- La granulopoïèse :
  - différenciation des précurseurs myéloïdes
  - hémoblaste → myéloblaste → promyélocyte → myélocyte → métamyélocyte → PN
  - dure 10 jours
  - correspond à 50-70 % des cellules médullaires avec une pyramide de différenciation équilibrée
  - régulée par des facteurs de croissance : IL-3, GM-CSF et surtout G-CSF
- Seuls les PN passent dans le sang puis dans les tissus en situation normale
- Deux mécanismes conduisant à la destruction des précurseurs granuleux plus ou moins différenciés sont décrits dans les agranulocytoses iatrogènes :
  - un effet toxique direct par inhibition du cycle cellulaire et induction de l'apoptose (mécanisme toxique)
  - une destruction indirecte par l'intermédiaire d'anticorps présents à la surface cellulaire (mécanisme immunoallergique) :
    - l'Ac reconnaît un antigène étranger (le médicament) fixé à la surface de la cellule granuleuse
    - la destruction de la cellule cible passe par l'activation du système du complément ou l'ADCC (lyse cellulaire dépendante des Ac)

CAUSES ET CARACTÉRISTIQUES

MÉDICAMENTS INCRIMINÉS

- Toute chimiothérapie cytotoxique
- Autres médicaments incriminés dans la responsabilité d'agranulocytoses

Médicaments les plus fréquemment à l'origine d'agranulocytoses

CLASSES MÉDICAMENTEUSES	MÉDICAMENTS
Antibiotiques	Céphalosporines, chloramphénicol, ciprofloxacine, clindamycine, cotrimoxazole, cyclines, éthambutol, gentamicine, isoniazide, lincomycine, métronidazole, nitrofurantoïne, novobiocine, pénicillines, rifampicine, sulfaméthoxazole, sulfamides, streptomycine, thiacétazone, tinidazole, vancomycine, chloroquine, flucytosine, dapsone, hydroxychloroquine, lévamisole, mébendazole, pyriméthamine, quinine, quinacrine, acyclovir, zidovudine, terbinafine
Antalgiques et AINS	Acide acétylsalicylique, diclofénac, diflunisal, fénoprofène, flurbiprofène, indométacine, ibuprofène, noramidopyrine, phénylbutazone, piroxicam, sulindac, ténoxicam, tolmetin
Neuroleptiques, sédatifs, antidépresseurs	Amoxapine, chlordiazépoxide, clozapine, diazépam, halopéridol, imipraminiques, méprobamate, miansérine, phénothiazines, rispéridone, tiapride
Antiépileptiques	Carbamazépine, éthosuximide, phénytoïnes, triméthadione, acide valproïque
Antithyroïdiens	Carbimazole, méthimazole, perchlorate de potassium, thiocyanate, thio-uraciles
Médicaments de l'appareil cardiovasculaire	Acide acétylsalicylique, aprindine, captopril, furosémide, hydralazine, lisinopril, méthyldopa, nifédipine, phénindione, procaïnamide, propafénone, propanolol, quinidine, spironolactone, diurétiques thiazidiques, ticlopidine
Antihistaminiques	Bromphéniramine, chlorophéniramine, cimétidine, ranitidine, tripélennamine
Métaux lourds	Dérivés de l'arsenic, composés contenant de l'or (sels d'or), voire du mercure
Divers	Acétazolamide, allopurinol, aminoglutéthimide, bézafibrate, colchicine, dapsone, défériprone, famotidine, fluindione

CARACTÉRISTIQUES SELON LE MÉCANISME EN CAUSE

TOXIQUE	IMMUNO-ALLERGIQUE
Cytotoxicité directe du médicament sur la granulopoïèse	Fixation du médicament sur les granuleux (rôle d'antigène) Formation d'anticorps anticomplexe médicament/granuleux Destruction du complexe
Effet dose-dépendant sans effet de sensibilisation antérieure	Non dose-dépendant Notion de sensibilisation antérieure de plus de 8 jours
Agranulocytose progressive	Agranulocytose brutale
Inhibition de la granulopoïèse *in vitro* par le médicament	Inhibition de la granulopoïèse *in vitro* par le sérum du patient
Exemples : chimiothérapie cytotoxique, phénothiazines, phénylbutazone, carbamazépine, sels d'or, cimétidine, quinine	Exemples : antithyroïdiens de synthèse, amidopyrine, antipaludéens, pénicillines

ÉPIDÉMIOLOGIE

- Incidence : 3 à 5 cas/1 000 000/an
- Âge : 2/3 des cas > 65 ans
- *Sex-ratio* F/H = 2

PRÉSENTATION CLINIQUE

- Peut être asymptomatique : découverte fortuite lors d'un hémogramme de surveillance après prescription d'un médicament à risque
- Le plus souvent révélée par des signes d'**infection** :
  - fièvre, frissons d'apparition brutale
  - fièvre nue fréquente
  - ou avec point d'appel clinique : angine (ulcéronécrotique), pneumopathie, infection cutanée, pyélonéphrite, cholécystite, arthrite
  - ou tableau de septicémie, voire choc septique d'emblée
  - infections bactériennes ou fongiques si la neutropénie se prolonge (> 15 jours)
  - l'absence de PNN empêche la formation de pus et l'apparition de signes cliniques et radiologiques inflammatoires

EXAMENS COMPLÉMENTAIRES

DIAGNOSTIC BIOLOGIQUE

NFS : PNN < 0,5 G/L, souvent < 0,2 G/L.

DIAGNOSTIC ÉTIOLOGIQUE

- Interrogatoire :
  - prise médicamenteuse ou toxique +++
  - comparaison à un hémogramme antérieur
- Myélogramme :
  - indispensable pour éliminer une autre cause
  - moelle normale ou pauvre (si mécanisme toxique)
  - atteinte de la lignée granuleuse le plus souvent isolée (sauf avec certains toxiques tels que la chimiothérapie) avec destruction quasi complète de la lignée granuleuse ou pseudo-blocage de maturation (présence d'éléments jeunes de type myéloblastes et myélocytes sans formes plus matures, reflétant soit une toxicité limitée aux formes matures, soit un début de régénération)
  - recherche d'autres causes : envahissement médullaire, syndrome d'activation macrophagique

BILAN INFECTIEUX

- Hémocultures
- Radiographie de thorax
- ECBU
- Coproculture
- Prélèvement de gorge

DIAGNOSTIC DIFFÉRENTIEL

NEUTROPÉNIES AIGUËS

- Insuffisance médullaire (agranulocytose avec atteinte d'autres lignées) :
  - par envahissement tumoral : leucémie aiguë, lymphome, métastase
  - carence vitaminique, SMD, myélofibrose, aplasie médullaire
- Certaines infections :
  - bactériennes : septicémies bactériennes graves, brucellose, BK
  - virales : MNI ++, VIH, hépatite virale, parfois parvovirus B19
  - parasitaires : paludisme, leishmaniose viscérale
- Éthylisme aigu

NEUTROPÉNIES CHRONIQUES

- Neutropénie physiologique dite ethnique des sujets noirs, notamment originaires d'Afrique (physiopathologie inconnue)
- Maladies auto-immunes :
  - lymphocytose à grains ou LGL (grands lymphocytes à grains sur le frottis)
  - lupus
  - syndrome de Felty : polyarthrite rhumatoïde + neutropénie et SPM (serait en fait lié à un clone T LGL)
- Hypersplénisme
- Neutropénie chronique idiopathique sévère (femmes ++, neutropénie modérée, peu de complications infectieuses)

NEUTROPÉNIES CONGÉNITALES

- Maladie de Kostmann (mutation du gène de l'élastase, impliqué dans la différenciation des PN) : récessive, infections dans les premiers jours de vie
- Neutropénie cyclique : dominante, neutropénie survenant/21 jours

PRISE EN CHARGE THÉRAPEUTIQUE

- **Urgence thérapeutique**
- **Hospitalisation** en milieu spécialisé (hématologie) et en secteur protégé
- **Isolement** protecteur : masque, surblouse, désinfection
- **Arrêt** de tous les médicaments ou changement des médicaments vitaux par d'autres classes thérapeutiques. Déclaration du médicament incriminé à la pharmacovigilance. Interdiction de reprise du médicament
- Mise en place d'une surveillance pluriquotidienne : pouls, TA, diurèse
- Parfois nécessité de mise en place d'une voie veineuse centrale
- **Antibiothérapie :**
  - en cas de syndrome infectieux
  - à débuter **en urgence** après prélèvements bactériologiques (sans attendre de documentation)
  - administrés en IV avec des antibiotiques à large spectre bactéricides et synergiques : β-lactamine associée le plus souvent à un aminoside
  - élargissement aux staphylocoques et anaérobies en cas de point d'appel clinique (infection cutanée, cellulite, foyer dentaire)
  - antifungiques d'emblée en cas de point d'appel (suspicion d'aspergillose pulmonaire) ou secondairement en l'absence d'apyrexie sous antibiotiques
- Autres traitements :
  - facteurs de croissance (G-CSF) : ils peuvent raccourcir la durée d'agranulocytose s'il existe des précurseurs granuleux au myélogramme (non indispensables, ils permettent de gagner 24 à 48 h)

  - perfusions de concentrés granulocytaires : la seule indication est la cellulite non contrôlée par les antibiotiques ; nécessite la mobilisation journalière d'un donneur volontaire sain (leucaphérèse sous corticoïdes)
- Surveillance clinique et hémogramme tous les jours jusqu'à la sortie d'agranulocytose
- **Attention** au risque d'aggravation avec l'arrivée massive de PNN au site infectieux : abcédation nécessitant un drainage chirurgical, détresse respiratoire sur pneumopathie (poumon blanc)

161

Dysmyélopoïèse

Objectif

- **Diagnostiquer une dysmyélopoïèse**

Recommandations, consensus

- **Haute Autorité de santé (HAS) (2008) :** Syndromes myélodysplasiques – ALD n° 2

DÉFINITIONS

- Maladie en général caractérisée par :
  - une ou plusieurs cytopénies sanguines secondaires à une hématopoïèse inefficace
  - une moelle riche avec insuffisance médullaire qualitative
- Regroupe plusieurs entités dans le cadre des syndromes myélodysplasiques (SMD)

PHYSIOPATHOLOGIE

- Prolifération clonale de cellules souches pluripotentes ou myéloïdes
- Prolifération excessive de précurseurs avec avortement intramédullaire
- Anomalies cytogénétiques fréquentes (≥ 50 % des cas)
- Acquisition progressive de nouvelles anomalies cytogénétiques et moléculaires, immortalisation de précurseurs (blastes) : transformation en leucémie aiguë myéloïde (LAM)

ÉPIDÉMIOLOGIE

- Incidence : 4 à 5 cas/100 000/an
- Médiane d'âge : 70 ans
- *Sex-ratio* H/F = 1,5 à 2 (sauf pour syndrome 5q- : F > H)

CAUSES (À RECHERCHER À L'INTERROGATOIRE)

- Idiopathique (> 80 % des cas)
- Secondaires (15 à 20 % des cas) :
  - chimiothérapie et radiothérapie (ATCD de cancer +++)
  - benzène et dérivés
  - produits industriels ou agricoles (pesticides, herbicides, engrais)

PRÉSENTATION CLINIQUE

- Asymptomatique, découverte fortuite d'une anémie
- Ou symptômes associés aux cytopénies :
  - anémie : fatigue, angor, décompensation cardiaque
  - neutropénie : infections bactériennes ou mycotiques
  - thrombopénie : signes hémorragiques

DIAGNOSTIC

- Hémogramme :
  - cytopénies +++ : anémie normochrome/macrocytaire (90 % des cas), neutropénie (30 % des cas) et/ou thrombopénie (30 % des cas)
  - rarement : hyperleucocytose (LMMC), hyperplaquettose (5q-, ARSIA)
- Réticulocytes :
  - anémie arégénérative (réticulocytes bas)
- Frottis sanguin : anomalies morphologiques des éléments sanguins :
  - anisocytose, poïkilocytose, érythroblastes circulants
  - polynucléaires dégranulés et hyposegmentés
  - plaquettes géantes, micromégacaryocytes
- Myélogramme :
  - cellularité normale ou augmentée, rarement diminuée
  - anomalies morphologiques des éléments matures d'une ou de plusieurs lignées myéloïdes (dysmyélopoïèse)
  - blastes < 20 %
  - coloration de Perls : recherche de sidéroblastes en couronne
- Caryotype médullaire et hybridation *in situ* (technique FISH) :
  - recherche d'anomalies cytogénétiques et notamment de la monosomie du chromosome 7 : valeur pronostique +++
- La BOM n'est pas nécessaire au diagnostic de dysmyélopoïèse : elle ne sera réalisée qu'en cas d'hypocellularité au myélogramme (diagnostic différentiel avec aplasie médullaire et myélofibrose)

CLASSIFICATION

- Les SMD sont actuellement classés selon la **classification OMS** de 1999 (WHO classification)

Classification des syndromes myélodysplasiques (OMS 1999)

	SANG	MOELLE
Anémie réfractaire	Anémie Absence ou rares myéloblastes	Dysérythropoïèse isolée < 5 % de myéloblastes < 15 % de sidéroblastes en couronne
Anémie réfractaire sidéroblastique acquise (ARSIA)	Anémie Plaquettes normales ou augmentées Absence de myéloblastes	Dysérythropoïèse isolée < 5 % de myéloblastes > 15 % de sidéroblastes en couronne
Anémie réfractaire avec excès de blastes (AREB)	Cytopénies Monocytes < 1 G/L < 5 % de myéloblastes (AREB-1) 5 à 19 % de myéloblastes (AREB-2)	Dysplasie unilignée ou multilignée 5 à 9 % de myéloblastes (AREB-1) 10 à 19 % de myéloblastes (AREB-2)

•••

	SANG	MOELLE
SMD non classé	Cytopénies Myéloblastes absents ou rares	Dysplasie unilignée (granuleuse ou mégacaryocytaire) < 5 % de myéloblastes
Syndrome 5q-	Anémie < 5 % de myéloblastes Plaquettes normales ou augmentées	Mégacaryocytes normaux ou augmentés avec noyaux hypolobés < 5 % de myéloblastes Délétion isolée (5q-)

- À part, la LMMC (leucémie myélomonocytaire chronique) :
  - forme frontière entre syndrome myéloprolifératif et SMD
  - moelle riche avec dysmyélopoïèse
  - splénomégalie
  - monocytose > 1 G/L

DIAGNOSTIC DIFFÉRENTIEL

- Devant une ou plusieurs cytopénies :
  - LAM (blastes > 20 % au myélogramme)
- Autres causes de dysmyélopoïèse :
  - carence en vitamine B12/folates (dosages vitaminiques, mégaloblastose)
  - médicaments : cytostatiques +++, azathioprine (Imurel®), INH, chloramphénicol (interrogatoire)
- Formes rares de SMD :
  - SMD hypoplasique *versus* aplasie médullaire (BOM, scintigraphie médullaire)
  - SMD avec fibrose *versus* myélofibrose (BOM)
  - LMMC *versus* autres syndromes myéloprolifératifs (cytologie, chromosome Philadelphie, mutation JAK2)

PRONOSTIC

- Trois facteurs pronostiques essentiels :
  - importance de la blastose médullaire
  - anomalies cytogénétiques
  - nombre et importance des cytopénies
- Ils permettent de calculer le score pronostique international (IPSS)

Index pronostique

FACTEUR PRONOSTIQUE	CRITÈRE		SCORE
Blastes médullaires	< 5 %		0
	5-10 %		0,5
	11-20 %		1,5
	21-30 %		2
Caryotype	Favorable : normal ou 5q-, 20q-, -Y (anomalie isolée)		0
	Intermédiaire : toutes les autres anomalies		0,5
	Défavorables : - 7, + 8, complexe (> 3 anomalies)		1
Cytopénies	- PNN < 1,8 G/L - Hb < 10 g/dL - plaquettes < 100 G/L	0 ou 1 cytopénie	0
		2 ou 3 cytopénies	0,5

- La médiane de survie diminue avec le score :
  - score 0 : 5,7 ans
  - score > 2 : 4,5 mois
- Le risque de transformation en LAM augmente avec le score :
  - score 0 : 25 % à 10 ans
  - score > 2 : 75 % dans l'année

COMPLICATIONS

- Infections
- Hémorragies par thrombopénie ou thrombopathie
- Transformation en LAM
- Hémochromatose post-transfusionnelle
- Complications de l'allogreffe éventuelle

PRINCIPES DU TRAITEMENT

- Les SMD avec cytopénies modérées (Hb > 10 g/dL, PNN > 0,8 G/L, plaquettes > 80 G/L) sont uniquement surveillées
- Dans les autres cas, le traitement va dépendre du score IPSS et de l'âge du patient

→ SYNDROME MYÉLODYSPLASIQUE (SMD) AVEC UN IPSS < 2, QUEL QUE SOIT L'ÂGE

- Facteurs de croissance +++ :
  - EPO en SC à fortes doses (> 30 000 UI/semaine)
  - et/ou G-CSF SC (130 µg × 3/semaine)
- Si inefficace et si âge < 60 ans :
  - rechercher un donneur en vue d'une allogreffe de moelle car c'est le **seul traitement curateur**
- Si inefficace et si âge > 60 ans :
  - transfusions et chélation du fer
  - 2 CG toutes les 2 à 6 semaines
  - éventuellement 1 CPA si plaquettes < 20 G/L et/ou en cas de signes hémorragiques
  - chélation du fer par Desferal® 3 g SC sur 8 à 12 h la nuit 5 j/7 ou Exjade® 20 mg/kg/j en comprimés (risque d'insuffisance rénale et toxicité oculaire)

→ SMD AVEC UN SCORE IPSS > 2

- Âge < 60 ans :
  - recherche d'un donneur pour une allogreffe
  - allogreffe d'emblée (si blastes ≤ 10 %) ou après un traitement par Vidaza® ou chimiothérapie d'induction de LA si blastes > 10 %
- Âge > 60 ans :
  - traitement différenciant type 5-azacitidine (Vidaza®) 75 mg/m²/j en SC pendant 5 à 7 jours tous les 28 jours (seul traitement ayant montré un prolongement de la survie dans les SMD avec IPSS > 2)
  - si inefficace : transfusions et chélation éventuelle du fer (selon l'espérance de vie)

→ CAS PARTICULIERS

- Syndrome 5q- : lénalidomide (Revlimid®) 10 mg/j en continu (70 % de réponse)
- ARSIA : amélioration possible sous vitamines B6 et B9 *per os*

162 Leucémies aiguës

Objectif

- **Diagnostiquer une leucémie aiguë (LA)**

Recommandations, consensus

- **Haute Autorité de santé (HAS) (2011) :** Leucémies aiguës de l'adulte – Guide médecin

DÉFINITIONS

- Envahissement médullaire dû à la prolifération de cellules hématopoïétiques malignes immatures par blocage de différenciation (blastes > 20 %)
- Cytopénies par insuffisance médullaire quantitative

PHYSIOPATHOLOGIE

- Prolifération clonale de cellules souches myéloïdes (LAM) ou lymphoïdes (LAL)
- Transformation maligne par acquisition d'événements génétiques conférant un avantage de survie et la perte du potentiel de maturation cellulaire terminale
- Possible envahissement des organes lymphoïdes secondaires (rate et ganglions), du système nerveux central et des testicules (essentiellement dans les LAL)
- Possible localisation cutanée et muqueuse (gencives) ou viscérale (chlorome) (plutôt dans les LAM)

ÉPIDÉMIOLOGIE

- Incidence : 2 cas/100 000/an
- Enfants : 80 % LAL, 20 % LAM
- Adultes : 80 % LAM, 20 % LAL
- *Sex-ratio* : LAM : H = F ; LAL : H > F

CAUSES

- Idiopathiques (95 % des cas)
- Secondaires :
  - iatrogènes : chimiothérapie (alkylants, VP16) et radiothérapie

  - toxiques : benzène et dérivés
  - hémopathie sous-jacente : SMD, syndrome myéloprolifératifs (LAM +++)
  - virus : VIH, HTLV-1 (LAL-T)
- Génétiques :
  - trisomie 21 : risque de LA × 20/population générale
  - maladie de Fanconi : aplasie médullaire avec fragilité chromosomique constitutionnelle (anomalie de la réparation de l'ADN)
  - ataxie télangiectasie : anomalie constitutionnelle du gène ATM impliqué dans la réparation de l'ADN

PRÉSENTATION CLINIQUE

SIGNES D'INSUFFISANCE MÉDULLAIRE

- Anémie : fatigue, angor, décompensation cardiaque
- Neutropénie : infections bactériennes ou mycotiques
- Thrombopénie et CIVD : hémorragies (cérébrales ++) et/ou thromboses

SIGNES DE PROLIFÉRATION TUMORALE

- Plutôt dans les LAM :
  - angine ulcéronécrotique
  - leucostase (LAM avec hyperleucocytose > 100 G/L) : troubles de la circulation sanguine pulmonaire (dyspnée, hypoxie, poumon blanc à la RP) ou cérébrale (troubles de la conscience jusqu'au coma)
  - hypertrophie gingivale (monoblastes ++)
  - nodules cutanés (hématodermies)
- Plutôt dans les LAL :
  - adénopathies superficielles ou profondes (médiastinales), splénomégalie, hépatomégalie
  - signes neurologiques : méningite leucémique, atteinte des nerfs crâniens
  - gros testicule(s)
  - douleurs osseuses

BILAN DIAGNOSTIQUE

EXAMENS D'ORIENTATION DIAGNOSTIQUE

- NFS et frottis sanguin :
  - en général anormaux, le plus souvent 2 à 3 cytopénies
  - anémie arégénérative
  - leucocytes :
    - soit leuconeutropénie avec ou sans blastes circulants
    - soit hyperleucocytose avec blastes circulants

Attention aux NFS de ville : blastes souvent comptés dans les lymphocytes avec fausse inversion de formule.

  - thrombopénie

Toute suspicion de leucémie aiguë doit être prise en charge en urgence en milieu spécialisé pour confirmation diagnostique et prise en charge thérapeutique.

EXAMENS PERMETTANT D'AFFIRMER LE DIAGNOSTIC ET DE CARACTÉRISER LA LEUCÉMIE AIGUË

Myélogramme (indispensable au diagnostic)

- > 20 % de blastes
- Aspect cytologique des blastes (orientation vers LAL ou LAM)

Caractérisation des blastes : immunophénotypage des blastes par cytométrie de flux +++

- Marqueurs de LAM :
  - CD34, CD117, HLADR : marqueurs d'immaturité non spécifiques de lignée
  - CD13, CD33, myéloperoxydase (MPO) : myéloblastes
  - CD14, CD15 : monoblastes
  - glycophorine A : érythroblastes
  - CD41/61 : mégacaryoblastes
- Marqueurs de LAL :
  - B : CD10 (pré-B), CD19, CD20, CD22, CD79a, Ig de surface
  - T : TCR, CD2, CD3, CD5, CD7, CD4 ou 8
- Marqueur pronostique :
  - expression de MDR (*Multi Drug Resistance*) sur les blastes : phénotype associé à une résistance à la chimiothérapie

La cytochimie n'est plus utilisée en pratique : les myéloblastes sont peroxydases+, les monoblastes sont estérases+, les lymphoblastes sont peroxydases- et estérases-.

Caryotype (cytogénétique) médullaire

- Classification et valeur pronostique +++
- Recherche d'anomalies chromosomiques de nombre ou de structure
- À compléter éventuellement par une hybridation *in situ* (FISH) à la recherche d'une monosomie 5 et/ou 7 ou certaines translocations lorsque le caryotype est un échec ou bien lorsqu'il est douteux

Biologie moléculaire (sur moelle et sang)

- Suivi de la maladie résiduelle +++ :
  - amplifications de transcrits les plus fréquents
  - réarrangements des gènes des immunoglobulines ou du récepteur T
- Nouveaux facteurs pronostiques des LAM à caryotype normal (*voir infra « Facteurs pronostiques »*)

BILAN D'EXTENSION

- Ponction lombaire (PL) :
  - sauf **contre-indications** :
    - **formelle** : CIVD (risque hémorragique +++)
    - **relative** : hyperleucocytose > 50 G/L (risque de faux positif en cas de PL traumatique)
  - après transfusion d'un CPA si plaquettes < 50 G/L
  - PL exploratrice avec analyse :
    - biochimique (protéinorachie, glycorachie)
    - cellulaire (nombre d'hématies et de leucocytes)
    - anatomopathologique (aspect des leucocytes : blastes ?)
    - éventuellement, immunophénotypage des leucocytes : marqueurs des blastes
  - PL thérapeutique (administration de chimiothérapie intrathécale)
- Scanner thoracoabdominopelvien dans les LAL avec syndrome tumoral

BILAN PRÉTHÉRAPEUTIQUE

- Hémostase :
  - recherche d'une CIVD (TP, TCA, fibrinogène, D-dimères, PDF)
- Métabolique :
  - recherche d'un syndrome de lyse
  - fonction rénale et hépatique : ionogramme sanguin, uricémie, phosphorémie, calcémie, magnésémie, urémie, créatininémie, transaminases, Gamma GT, PAL, bilirubine, LDH
- Prétransfusionnel :
  - groupe ABO
  - phénotypage érythrocytaire et RAI
  - sérologies VIH, VHC, VHB, CMV
- Infectieux :
  - CRP
  - hémocultures, ECBU, coproculture, RP, ECBC et gorge si point d'appel
- Cardiovasculaire :
  - prétraitement par anthracyclines
  - ECG, échographie cardiaque avec mesure de la FEVG
- Typage HLA du patient et de sa fratrie en vue d'une allogreffe de moelle chez les sujets < 60 ans
- CECOS si possible chez l'homme avant de débuter le traitement

CLASSIFICATIONS

- **Classification des LAM :** la nouvelle classification OMS de 1999 distingue 4 variétés de LAM

	CLASSIFICATION DES LAM (OMS 1999)
1	LAM avec translocations chromosomiques récurrentes : - t(8;21), gènes AML1/ETO - t(15;17), gènes PML/RAR-alpha et variantes - inv(16) ou t(16;16), gènes CBF-bêta/MYH11 - remaniements en 11q23, gène MLL
2	LAM avec myélodysplasie « multilignée » : - avec antécédent connu de SMD - sans antécédent connu de SMD
3	LAM « secondaires » à des agents mutagènes
4	LAM n'entrant pas dans les catégories précédentes (ancienne FAB M0 à M7) : - indifférenciée (M0) - avec maturation granuleuse (M1, M2) - avec différenciation promyélocytaire (M3) - avec différenciation myélomonocytaire (M4) - avec différenciation monocytaire (M5) - avec différenciation érythroblastique (M6) - avec différenciation mégacaryocytaire (M7)

- **Classification des LAL :** la nouvelle classification OMS de 1999 distingue 3 variétés de LAL. Voir le tableau qui suit.

	CLASSIFICATION DES LAL (OMS 1999)
1	LAL pré-T
2	LAL-B : - t(9;22), gènes BCR-ABL - réarrangements du 11q23, gène MLL - t(1;19), gènes E2A/PBX - t(12;21), gènes ETV/CBF-α
3	LAL B type Burkitt (B mature)

- LA biphénotypiques : formes rares de LA co-exprimant des marqueurs myéloïdes et lymphoïdes

DIAGNOSTIC DIFFÉRENTIEL

- Devant une pancytopénie :
  - SMD
  - aplasie médullaire
  - myélofibrose (myélogramme et BOM permettent de trancher)
- Certaines primo-infections virales (EBV/mononucléose infectieuse, CMV) peuvent associer un tableau d'altération de l'état général avec angine (EBV), adénopathies, plusieurs cytopénies avec de grands lymphocytes activés qui peuvent être confondus avec des blastes (en cas de doute, il faut faire un myélogramme)

FACTEURS PRONOSTIQUES

FACTEURS DE MAUVAIS PRONOSTIC DES LAM

Cliniques

- Âge > 60 ans
- LAM secondaire (anomalies cytogénétiques de mauvais pronostic)
- Envahissement neuroméningé (rare)

Biologiques

- NFS : hyperleucocytose > 30 G/L
- Hémostase : présence d'une CIVD (LAM3 +++)
- Cytologie/immunophénotypage :
  - LAM7 ou LAM0
  - LAM avec dysmyélopoïèse
  - LA biphénotypique
- Cytogénétique +++ : elle distingue 3 catégories pronostiques de LAM :
  - pronostic favorable : t(8;21) (LAM2), t(15;17) (LAM3) ou t(16;16) ou inversion inv(16) (LAM4eo)
  - pronostic intermédiaire : caryotype normal ou anomalies du 11q23
  - pronostic défavorable : délétions du chromosome 5 et/ou 7, anomalie du 3q26, anomalies chromosomiques complexes (> 3 anomalies)
- Marqueurs moléculaires pronostiques des LAM à caryotype normal :
  - duplication de FLT3 (facteur de transcription impliqué dans la prolifération cellulaire) : mauvais pronostic
  - surexpression de EVI1 (proto-oncogène localisé sur le chromosome 3q26, parfois non vu au caryotype) : mauvais pronostic

- mutation de NPM (fonction incertaine dans les LA) : bon pronostic en l'absence de FLT3 ITD
- mutation de CEBPα (facteur de transcription impliqué dans la différenciation granuleuse) : bon pronostic en l'absence de FLT3 ITD

Critères de réponse au traitement +++

- Non-obtention d'une aplasie non blastique à J15 de la chimiothérapie d'induction
- Et/ou absence de rémission complète après une ligne de chimiothérapie d'induction

→ FACTEURS DE MAUVAIS PRONOSTIC DES LAL

Cliniques

- Âge :
  - chez l'enfant : < 12 mois et surtout < 6 mois ; > 10 ans et surtout > 15 ans
  - chez l'adulte : > 60 ans (fréquence de chromosome Ph1 +++)
- Syndrome tumoral et élargissement médiastinal
- Atteinte neuroméningée

Biologiques

- NFS : hyperleucocytose > 50 G/L
- Cytologie/immunophénotypage :
  - CD10 ou CALLA négatif
  - LA biphénotypique
  - LAL-T
- Cytogénétique +++ :
  - hypoploïdie
  - t(9;22) ou chromosome Philadelphie +++
  - t(4;11)
  - t(1;19) chez l'adulte

Critères de réponse au traitement +++

- Corticorésistance et chimiorésistance initiales
- Maladie résiduelle importante à l'issue de l'induction

■ TRAITEMENT

→ DANS TOUS LES CAS

- **Urgence médicale**
- Hospitalisation en milieu spécialisé (unité de soins intensifs d'hématologie)
- Secteur stérile
- Pose d'une VVC (pas de PAC) sauf CIVD et hyperleucocytose > 100 G/L
- Contrôle de la CIVD :
  - transfusion de plaquettes pour maintenir un taux > 50 G/L
  - apport de fibrinogène (Clottagène®) si fibrinogène < 0,5 G/L
  - apport de PFC si TP < 30 %
  - héparine à 100 UI/kg (intérêt discuté)
- Contrôle du syndrome de lyse :
  - hyperhydratation : 3 L/m²/j
  - alcalinisation sauf en cas d'hyperphosphorémie (risque d'IRA)
  - diurèse forcée

- Prise en charge de l'aplasie :
  - transfusions en CG si Hb < 8 g/dL, 1 CPA si plaquettes < 20 G/L ou signes hémorragiques
  - antibiotiques à large spectre et antifungiques

TRAITEMENT DES LAM

Trois phases : induction, consolidation et intensification.

- Chimiothérapie d'induction :
  - cytarabine (Aracytine®) + anthracycline
  - aplasie de 3 à 4 semaines
  - myélogramme en sortie d'aplasie : 70 à 80 % de RC

> *Définition de la RC : < 5 % de blastes au myélogramme, PNN > 1 G/L et plaquettes > 100 G/L.*

- Chimiothérapie de consolidation :
  - à débuter 7 à 10 jours après la sortie d'aplasie de l'induction
  - Aracytine® + anthracycline
  - 2 à 3 semaines d'aplasie
- Troisième phase :
  - LAM avec cytogénétique favorable :
    - chimiothérapie de consolidation (1 à 3 cycles)
  - autres LAM et âge < 60 ans :
    - allogreffe si donneur HLA compatible identifié dans la fratrie ou dans le fichier international de donneurs volontaires
  - dans les autres cas :
    - autogreffe dans certains protocoles/centres
    - sinon chimiothérapie de consolidation

TRAITEMENT DES LAL

Deux ou trois phases : induction, consolidation ± intensification.

- Chimiothérapie d'induction :
  - préphase de corticoïdes
  - combinaison de chimiothérapie :
    - anthracycline
    - cyclophosphamide (Endoxan®)
    - vincristine (Oncovin®)
    - L-asparaginase
  - PL thérapeutique avec méthotrexate et Aracytine®
  - 3 à 4 semaines d'aplasie
  - myélogramme en sortie d'aplasie
- Chimiothérapie de consolidation :
  - 1 cycle tous les 15 jours pendant 3 mois
  - alternance des drogues de l'induction + Aracytine®
  - PL thérapeutiques (au minimum 6 au total)
- Irradiation encéphalique prophylactique (18 Gy)
- Troisième phase :
  - âge < 60 ans et facteurs de mauvais pronostic :
    - allogreffe de moelle si donneur compatible
  - dans les autres cas, chimiothérapie d'entretien :
    - mercaptopurine (Purinéthol®) + méthotrexate *per os*
    - Oncovin® + corticoïdes 1 fois/mois
    - pendant 2 ans

■ ÉVOLUTION

- Taux de survie à 5 ans :
  - LAM :
    - cytogénétique favorable : 70 %
    - cytogénétique intermédiaire : 40 à 50 %
    - cytogénétique défavorable : < 20 %
  - LAL :
    - enfant : > 80 %
    - adulte : 40 à 50 %
- Quel que soit le traitement, le risque primordial est la rechute :
  - rechute systémique : surtout dans les deux premières années qui suivent le diagnostic, l'obtention d'une deuxième rémission avec une nouvelle chimiothérapie est moins fréquente et de plus courte durée
  - rechute localisée :
    - neuroméningée (LAL ++)
    - cutanée (LAM ++)
- Complications de l'allogreffe de moelle :
  - infections bactériennes, fongiques, virales (CMV, EBV) et parasitaires (toxoplasmose)
  - réaction du greffon contre l'hôte (GVH) aiguë (< 3 mois postgreffe) ou chronique (> 3 mois postgreffe) et du traitement immunosuppresseur associé
  - risque létal de 10 à 30 % dans la première année

163 Leucémies lymphoïdes chroniques

Objectif

- **Diagnostiquer une leucémie lymphoïde chronique**

Recommandations, consensus

- **Haute Autorité de santé (HAS) (2011) :** Leucémie lymphoïde chronique – Guide médecin

DÉFINITIONS

- La leucémie lymphoïde chronique correspond à une prolifération clonale de lymphocytes d'aspect mature qui infiltre le sang, la moelle, les ganglions et la rate
- Le diagnostic est porté sur :
  - un examen sanguin avec la présence d'une lymphocytose supérieure à 5 000/mm^3 évoluant depuis plus de 3 mois (notion de chronicité)
  - une lymphocytose constituée de petits lymphocytes dont l'aspect mature est proche de celui d'un lymphocyte normal
  - la mise en évidence d'ombres de Gumprecht (structures nucléaires éclatées) qui sont évocatrices d'une LLC
  - parfois quelques atypies cellulaires au niveau des lymphocytes (pro-lymphocytes) mais qui ne dépassent pas 10 % des éléments de la formule
- L'immunophénotypage des lymphocytes par cytométrie en flux sur un prélèvement sanguin permet de définir :
  - le caractère clonal de la prolifération
  - les marqueurs caractéristiques de la LLC
- On définit un score (dit de Matutes) : si le score est de 4 ou 5 sur 5, avec un aspect cytologique caractéristique, le diagnostic de la LLC est porté

CRITÈRES DU SCORE DE MATUTES POUR LA LLC

- **Faible expression de l'immunoglobuline de surface (IgM kappa ou lambda)**
- **Positivité du CD5**
- **Positivité du CD23**
- **Négativité du CD79b**
- **Négativité du FMC7**

- L'immunophénotypage sur sang est un examen tout à fait réalisable dans les laboratoires

L'examen médullaire, la biopsie de moelle, le myélogramme ou, dans une présentation clinique classique, une biopsie ganglionnaire sont inutiles pour porter le diagnostic d'une leucémie lymphoïde chronique.

ÉPIDÉMIOLOGIE

- Il s'agit d'une pathologie de l'adulte :
  - seulement 1/3 des patients ont moins de 60 ans
  - âge moyen : 70 ans
- L'incidence :
  - 2 à 6 cas/100 000 habitants, soit environ 2 000 nouveaux cas par an
  - augmente avec l'âge
- La LLC est plus fréquente chez l'homme
- Il s'agit de la leucémie la plus fréquente en France
- Il peut exister des formes familiales, d'où l'importance de l'interrogatoire (recherche d'antécédents familiaux d'hémopathies, de cancers et de pathologies auto-immunes)

MODE DE DÉCOUVERTE

- Asymptomatique :
  - sur la NFP : découverte d'une hyperlymphocytose > 5 000 mm^3
  - on peut, avec le patient, retrouver des NFP anciennes où l'hyperlymphocytose était déjà présente
- Infiltration des organes hématopoïétiques à évaluer sur l'examen clinique :
  - présence d'adénopathies superficielles, souvent symétriques, mobiles, fermes mais non adhérentes, pouvant toucher tous les territoires
  - splénomégalie
  - hépatomégalie, rarement isolée
- Symptômes B : fièvre, sueurs nocturnes, amaigrissement :
  - rares dans la LLC
  - signent souvent une LLC évolutive ou une transformation histologique en lymphome agressif
- Rarement au cours de complications infectieuses ou auto-immunes

BILAN INITIAL

EXAMEN CLINIQUE

- Définition du nombre d'aires ganglionnaires atteintes (cervicales, axillaires, inguinales), que l'atteinte soit uni ou bilatérale
- Présence d'une splénomégalie ou d'une hépatomégalie
- Recherche d'une hypertrophie amygdalienne
- À notifier précisément sur l'observation (schéma daté)
- Définition de l'état général du patient selon l'échelle de l'ECOG (*voir item 164, « Lymphomes malins »*)
- Pour les patients âgés, en cas de décision de traitement, une évaluation gériatrique doit être discutée

EXAMENS BIOLOGIQUES

- NFP :
  - recherche d'une anémie < 10 g/dL et d'une thrombopénie < 100 000/mm^3
  - anémie et thrombopénie peuvent être expliquées par :
    - l'envahissement médullaire (cause centrale)
    - une origine auto-immune (thrombopénie ou anémie auto-immune)
    - un hypersplénisme en cas de splénomégalie importante
  - présence d'une hyperleucocytose
  - la lymphocytose peut être très importante sans que cela expose à un risque de complication
  - dosage des réticulocytes
- Électrophorèse des protéines :
  - présence d'un pic monoclonal dans 30 % des cas : le plus souvent IgM, rarement IgG
  - présence d'une hypogammaglobulinémie favorisant les complications infectieuses
- Coombs direct :
  - recherche d'une cause auto-immune à une anémie
  - anémie hémolytique auto-immune dans 5 à 10 % des cas
  - souvent à IgG ± complément
  - si complément seul : évoquer la présence d'une agglutinine froide
- Bilan d'hémolyse : LDH, bilirubine, dosage de l'haptoglobine
- Sérologie virale : hépatite B, C, VIH avant traitement
- Analyse cytogénétique des lymphocytes (examen réalisé sur sang) :
  - les lymphocytes pathologiques de la LLC ont la caractéristique de présenter des anomalies cytogénétiques dans plus de 80 % des cas :
    - sur les chromosomes 13 (délétion 13q), 11 (délétion 11q), 17 (délétion 17p) et 12 (trisomie 12)
    - ces anomalies sont recherchées en technique FISH
  - cet examen n'est demandé qu'en cas de décision de traitement
  - la présence d'une délétion 17p, de mauvais pronostic, va influencer le choix du traitement spécifique
- Imagerie :
  - radiographie pulmonaire
  - échographie abdominale : en l'absence de symptôme, elle est plus discutable mais elle est souvent demandée en pratique
  - scanner thoracoabdominopelvien : il n'est demandé qu'en cas de décision de traitement

Ce bilan permet le diagnostic formel de la leucémie lymphoïde chronique.

L'examen clinique et la NFP permettent de définir le stade de la LLC selon la classification de Binet et d'évaluer en partie le pronostic des patients.

Classification de Binet

STADE	DÉFINITION	%	MÉDIANE DE SURVIE
Stade A	Hb ≥ 10 g/dL, plaquettes ≥ 100 000/mm^3 < 3 aires lymphoïdes atteintes*	80	≥ 120 mois
Stade B	Hb ≥ 10 g/dL, plaquettes ≥ 100 000/mm^3 ≥ 3 aires lymphoïdes atteintes*	13	80 mois
Stade C	Hb < 10 g/dL, plaquettes < 100 000/mm^3 Quel que soit le nombre d'aires ganglionnaires atteintes*	7	60 mois

* Parmi les 5 sites suivants : cervical, axillaire, inguinal (uni ou bilatéral), foie, rate

À noter que la classification de Binet est une classification clinique qui n'intègre pas d'imagerie comme l'échographie abdominale, la radiographie pulmonaire ou le scanner thoracoabdominopelvien.

NOTIONS THÉRAPEUTIQUES

- Le diagnostic de LLC n'implique pas en soi la mise en place d'un traitement et ceci quel que soit le nombre de lymphocytes compte tenu de l'absence de risque de leucostase
- Au diagnostic, 80 % des patients sont donc en stade A selon la classification de Binet et l'attitude consensuelle est de ne pas traiter les patients
- Le traitement spécifique est débuté en cas de pathologie progressive, c'est-à-dire dans la plupart des cas de stades B progressifs et dans les stades C
- Ces critères d'évolutivité correspondent à :
  - une aggravation des cytopénies
  - une progression des masses ganglionnaires
  - une hépatosplénomégalie symptomatique
  - une progression de la lymphocytose avec un temps de doublement court (< 12 mois)
  - l'existence de signes généraux (fièvre, sueurs nocturnes, amaigrissement)
  - une baisse de l'état général
- D'autres facteurs biologiques sont considérés comme de mauvais pronostic mais n'influencent pas pour l'instant les décisions thérapeutiques :
  - l'expression élevée du marqueur CD38
  - l'expression de la protéine ZAP70
  - le caractère non muté des gènes des parties variables des immunoglobulines

Ainsi, un stade A qui présente ces signes de progression peut être traité et un stade B non progressif surveillé.

- Le traitement d'une LLC n'est donc qu'exceptionnellement urgent et le suivi évolutif est important :
  - 1/3 des patients ne seront jamais traités
  - 1/3 auront un traitement, après une évolution sans traitement plutôt indolente
  - 1/3 auront un traitement d'emblée
- Certains examens ne sont utiles qu'au moment de la décision de traitement et ne présentent aucun intérêt en cas de décision de surveillance (cytogénétique, sérologie, TDM)

COMPLICATIONS

INFECTIEUSES

- Favorisées par un déficit de l'**immunité humorale** par hypogammaglobulinémie dans 10 à 15 % des cas :
  - infections bactériennes (*Streptococcus pneumoniae, Haemophilus influenzae, Staphylococcus, Streptococcus*, entérobactéries)
  - pas de corrélation entre le taux d'immunoglobuline et le risque infectieux
  - en cas d'infections sévères à répétition, injections de gammaglobulines
- Un **déficit fonctionnel du complément** favorise les infections à germes encapsulés

- Des anomalies de l'**immunité cellulaire**, notamment les lymphocytes CD4+, favorisent les infections virales (CMV, HSV, VZV), parasitaires (pneumocystose, toxoplasmose) ou mycotiques (aspergillose)
- Des réactivations d'hépatite B sont possibles au cours des traitements de la LLC par anticorps monoclonaux
- **Neutropénie** possible, par envahissement médullaire ou secondaire à la chimiothérapie

→ AUTO-IMMUNES

- Fréquentes : 10 à 25 % des patients qui présentent une LLC
- **Anémie hémolytique auto-immune :**
  - baisse de l'hémoglobine, élévation de la bilirubine libre et des LDH, effondrement de l'haptoglobine et augmentation du taux de réticulocytes
  - le test de Coombs direct est positif : il doit être effectué au diagnostic et refait avant tout traitement ou en cas de variation inexpliquée du taux d'hémoglobine
- **Thrombopénies auto-immunes :**
  - plus difficiles à distinguer des thrombopénies centrales, dues à l'hypersplénisme ou à une toxicité du traitement
  - en cas de suspicion, un traitement d'épreuve par corticoïdes ou gammaglobuline est parfois nécessaire
- **Érythroblastopénie auto-immune :**
  - caractérisée par une anémie brutale arégénérative
  - on recherchera tout de même une infection à parvovirus par PCR dans la moelle

→ TUMORALES

- L'évolution d'une LLC peut être marquée par une transformation histologique en lymphomes diffus à grandes cellules B (**syndrome de Richter**) :
  - le syndrome tumoral se modifie avec une augmentation franche d'un paquet ganglionnaire, qui devient asymétrique, compressif
  - l'état général des patients est altéré avec apparition de signes généraux
  - sur le plan biologique, le taux de LDH augmente
- Le diagnostic est porté sur une biopsie ganglionnaire : on retrouve un aspect de grandes cellules lymphomateuses

DIAGNOSTIC DIFFÉRENTIEL DEVANT UNE HYPERLYMPHOCYTOSE

Il est important de définir le contexte clinique (âge, infection, syndrome tumoral), de voir l'aspect des lymphocytes au **frottis sanguin** puis de discuter de l'intérêt d'un **immunophénotypage des lymphocytes par cytométrie de flux.**

- Hyperlymphocytose physiologique, surtout chez l'enfant jusqu'à 10 ans
- Lymphocytes hyperbasophiles : syndrome mononucléosique ?
- Contexte infectieux :
  - toux quinteuse : coqueluche
  - maladie de Carl Smith (maladie virale d'étiologie inconnue)
  - syndrome viral : infections virales (oreillons, rubéole, rougeole, varicelle, entérovirus, adénovirus, coxsackie virus)
  - fièvre traînante : brucellose
- Aspect monomorphe des lymphocytes : syndrome lymphoprolifératif ?
  - leucémie lymphoïde chronique
  - autres syndromes lymphoprolifératifs : aspect des lymphocytes au frottis sanguin, immunophénotypage différent de la LLC :
    - leucémie prolymphocytaire B
    - leucémie à tricholeucocytes

  - phase leucémique d'un lymphome : LNH à cellules de la zone du manteau, de la zone marginale, folliculaire, grandes cellules d'un lymphome diffus à grandes cellules B
  - lymphome lymphoplasmocytaire (maladie de Waldenström : pic IgM ?)
  - lymphoprolifération T : leucémie prolymphocytaire T, LLC T (rare), lymphome angio-immunoblastique
  - prolifération chronique à grands lymphocytes granuleux (LGL)
- Aspect immature des lymphocytes qui sont en fait des blastes : attention à la leucémie aiguë lymphoblastique
- Hyperlymphocytose modérée (sans clonalité B ou T à l'immunophénotypage) avec lymphocytes binucléolés chez le fumeur (plus fréquent chez la femme)

164 Lymphomes malins

Objectif

- **Diagnostiquer un lymphome malin**

Recommandations, consensus

- **Haute Autorité de santé (HAS) (2009) :** Lymphomes non hodgkiniens ganglionnaires de l'adulte – Guide médecin

DÉFINITIONS

- Les lymphomes constituent des hémopathies lymphoïdes malignes
- On distingue :
  - les lymphomes hodgkiniens antérieurement appelés maladie de Hodgkin
  - les lymphomes malins non hodgkiniens qui sont les lymphomes les plus fréquents
- L'examen anatomopathologique sur un ganglion pathologique fait le plus souvent la dichotomie entre LNH et LH :
  - le LH présente des cellules tumorales caractéristiques que sont les **cellules de Reed-Sternberg**
  - les LNH correspondent à une cancérisation du lymphocyte
- On distingue :
  - les LNH B : 85 % des LNH
  - les LNH T et NK : 15 % des LNH de physiopathologie encore mal comprise et de mauvais pronostic
- Les LNH sont regroupés dans les classifications actuelles en référence à leur contrepartie normale dans le système lymphoïde : il est donc important d'avoir assimilé l'architecture normale d'un ganglion pour mieux appréhender les différents sous-types de LNH

ÉPIDÉMIOLOGIE

- Lymphomes malins non hodgkiniens (LNH) :
  - 6e cancer en France
  - 15 000 nouveaux cas par an
- Lymphomes hodgkiniens (LH) :
  - plus rares : 1 400 nouveaux cas par an en France
  - incidence : 3 à 4 nouveaux cas/100 000 habitants/an
- Médiane d'âge :
  - LNH : 60 ans
  - LH : 27 ans

PHYSIOPATHOLOGIE

- Les lymphocytes normaux naissent au niveau de la moelle osseuse
- À ce niveau, ils présentent des modifications génomiques au niveau des gènes des immunoglobulines avec les réarrangements VDJ permettant la constitution d'un récepteur B pour les lymphocytes B
- Pour les lymphocytes T, les gènes du récepteur T se réarrangent pour assurer la formation du récepteur T (TCR)
- Ces processus physiologiques entraînent des cassures de l'ADN propices à des réarrangements chromosomiques anormaux impliquant notamment des oncogènes qui vont se juxtaposer au locus des chaînes lourdes des immunoglobulines (14q32) ou du TCR (14q11)
- Les lymphocytes T sont donc orientés vers le thymus et les lymphocytes B naïfs vers les centres germinatifs des ganglions pour subir une sélection positive ou négative
- Au niveau des centres germinatifs, les gènes des récepteurs des lymphocytes B (BCR) vont subir une commutation isotypique et des hypermutations somatiques
- D'autres anomalies génétiques peuvent alors survenir lors de ces réarrangements génétiques
- Pour les lymphomes B, des translocations récurrentes sont très souvent mises en évidence et ont une importance diagnostique

ÉTIOLOGIES

- 90 à 95 % des lymphomes sont sporadiques sans agent étiologique associé
- Étiologies retrouvées pour le reste des lymphomes :
  - agents infectieux bactériens ou viraux développés dans les différents sous-types de LNH
  - causes d'immunosuppression :
    - déficit constitutionnel : maladie de Wiskott-Aldrich, ataxie télangiectasie
    - déficits immunitaires acquis : VIH, immunosuppresseurs dans un contexte de greffe d'organe
  - pathologies auto-immunes : maladie de Gougerot-Sjögren, polyarthrite rhumatoïde, lupus
- Des études récentes montrent que les antécédents familiaux d'hémopathies constituent un facteur de risque, sans que des explications génétiques précises soient disponibles actuellement
- Concernant les facteurs environnementaux, des études statistiques montrent un risque accru de développement de lymphomes en cas d'exposition aux pesticides (agriculteurs, viticulteurs)

CIRCONSTANCES DE DÉCOUVERTE

La suspicion de diagnostic peut être évidente devant :
- une adénopathie tumorale
- ou des symptômes beaucoup plus complexes, le tissu lymphoïde s'intégrant à de nombreux tissus

HYPERTROPHIE TUMORALE DU TISSU LYMPHOÏDE

- Adénopathie(s) tumorale(s) périphérique(s)
- Atteinte de l'anneau de Waldeyer : hypertrophie amygdalienne, base de langue, atteinte du cavum (présence d'une masse asymptomatique, dysphagie, odynophagie, dysphonie, otalgie réflexe...)

- Atteintes ganglionnaires profondes responsables d'un syndrome compressif : atteinte ganglionnaire médiastinale, abdominale
- Bilan d'une splénomégalie
- Bilan d'une hépatomégalie
- Atteinte du tissu lymphoïde de tissus extraganglionnaires : tube digestif (bilan de diarrhée, hémorragie digestive...), atteinte ORL (sinus, thyroïde, glandes salivaires, annexes de l'œil...), atteinte pulmonaire, atteinte neurologique (LCR, encéphale, paires crâniennes), cutanée, osseuse, gonadique
- Anomalies sur la NFP :
  - anémie, leucopénie, thrombopénie par le biais d'une atteinte médullaire lymphomateuse
  - présence de cellules lymphomateuses circulantes sur le frottis sanguin

SIGNES GÉNÉRAUX

Baisse de l'état général (asthénie) : l'état général sera à définir selon **l'échelle d'activité de l'OMS ou de Karnofsky.**

Échelle de l'OMS du *Performance Status* (PS)

0	Activité normale
1	Activité physique diminuée mais patient ambulatoire et capable de mener un travail
2	Malade ambulatoire et capable de prendre soin de lui-même mais incapable de travailler, alité ou en chaise moins de 50 % de son temps de veille
3	Capable seulement de quelques soins, alité ou en chaise plus de 50 % de son temps de veille
4	Alité en permanence, nécessite une aide permanente

- Fièvre, fébricule au long cours (définie comme étant ≥ à 38 °C pendant plus de 8 jours sans cause infectieuse retrouvée)
- Amaigrissement de plus de 10 % du poids du corps
- Sueurs profuses, notamment nocturnes
- Bilan de prurit pour le lymphome hodgkinien
- Douleur ganglionnaire après ingestion d'alcool, évocatrice de LH

PERTURBATIONS DU BILAN BIOLOGIQUE

- Syndrome inflammatoire inexpliqué
- Élévation du taux de lactate déshydrogénase **(LDH)** en sachant que ce marqueur n'est absolument pas spécifique d'un diagnostic de lymphome
- **Syndrome d'activation macrophagique**
- **Syndrome de lyse tumorale**

BILAN D'EXTENSION

BILAN CLINIQUE

- Recherche des antécédents :
  - antécédents familiaux, fratrie
  - pathologies dysimmunitaires, prise de médicaments immunosuppresseurs
  - comorbidités, notamment cardiaque pouvant contre-indiquer la chimiothérapie
- État général :
  - indice de performance défini par l'échelle de l'OMS de 0 à 4
  - examen clinique avec **schéma daté**

- intérêt d'une évaluation gériatrique spécialisée pour la personne âgée qui présente un lymphome
- signes généraux : fièvre, perte de poids, sueurs profuses (« symptômes B »)

→ BILAN RADIOLOGIQUE

- Radiographie pulmonaire de référence
- Scanner thoracoabdominopelvien (TAP) à la recherche de localisations ganglionnaires ou extraganglionnaires profondes
- Examens dirigés en fonction de la localisation et des symptômes :
  - examen ORL complet en cas d'atteinte amygdalienne
  - IRM cérébrale en cas de troubles neurologiques
  - endoscopie digestive en cas de symptômes digestifs...
- Pet-scanner (tomographie par émission de positons) : importante dans le bilan initial et dans l'évaluation des thérapeutiques des lymphomes agressifs et des lymphomes hodgkiniens
- Ponction lombaire pour évaluer la protéinorachie et pour l'étude cytologique du LCR : réalisée systématiquement dans les lymphomes agressifs au diagnostic
- Biopsie ostéomédullaire et myélogramme pour rechercher une localisation médullaire
- Hémogramme avec frottis sanguin pour rechercher un envahissement lymphomateux circulant, pouvant être complété par un immunophénotypage sur sang pour typer la population pathologique

→ BILAN BIOLOGIQUE

- Ionogramme sanguin, créatininémie, uricémie, phosphore, calcémie
- Électrophorèse des protéines : pic monoclonal, hypoalbuminémie ?
- Bilan hépatique
- Bilan de coagulation
- Marqueur pronostique : lactate déshydrogénase (LDH), β2-microglobuline
- Bilan sérologique : hépatite B et C, VIH (après accord information du patient)

LYMPHOME ET HÉPATITE

La découverte d'une hépatite doit faire l'objet d'une consultation spécialisée car :
- d'une part, certains lymphomes, comme le lymphome de la zone marginale splénique, peuvent être liés au VHC et traités uniquement par antiviraux ;
- d'autre part, les traitements de chimiothérapie sont très mal supportés en cas d'hépatite active.

De plus, il existe des risques de réactivation d'hépatite B sous anticorps anti-CD20 (rituximab), d'où la nécessité d'un traitement antiviral prophylactique.

La recherche du VIH est absolument obligatoire, toujours sous l'angle du bilan étiologique (augmentation du risque de survenue de lymphome) et de la tolérance du traitement.

Ce bilan d'extension permettra d'évaluer le stade du lymphome selon la **classification de Ann Arbor.**

Classification de Ann Arbor

Stade I	Atteinte d'une seule aire ganglionnaire IE : atteinte localisée d'un seul territoire extraganglionnaire
Stade II	Atteinte de deux ou plusieurs aires ganglionnaires du même côté du diaphragme
Stade III	Atteinte ganglionnaire des deux côtés du diaphragme
Stade IV	Atteinte extraganglionnaire avec une atteinte ganglionnaire à distance ou plusieurs atteintes extraganglionnaires
Exemples	Une atteinte thyroïdienne unique est un stade IE Une atteinte thyroïdienne avec atteinte des ganglions cervicaux est un stade IIE Une atteinte thyroïdienne avec des ganglions sous-diaphragmatiques est un stade IV

→ EXAMENS PRÉTHÉRAPEUTIQUES

- Cardiaque : ECG, échographie cardiaque
- Fertilité : prévoir la préservation de la fertilité (CECOS et discussion de cryoconservation ovarienne, analogue de la LHRH)

■ CLASSIFICATION ANATOMOPATHOLOGIQUE DES LYMPHOMES

Parallèlement à la conduite de ce bilan d'extension clinique et biologique, il faut que le sous-type de lymphome soit caractérisé très précisément par des données **morphologiques** (anatomopathologie), **cytologiques** (taille des cellules...), **immunophénotypiques** (marqueurs de différenciation) et **cytogénétiques** (présence de translocation par exemple).

BIOPSIE GANGLIONNAIRE DANS LE CADRE DES LYMPHOMES

Le diagnostic est le plus souvent porté sur un ganglion par prélèvement chirurgical. Parfois, notamment pour les localisations profondes, il est possible de faire une microbiopsie radioguidée percutanée en sachant qu'il est nécessaire d'avoir un prélèvement représentatif. En revanche, il n'est pas nécessaire de faire réaliser des curages extensifs par le chirurgien car ils n'ont aucun rôle thérapeutique ; au contraire, ils peuvent être délétères et retarder le début de la chimiothérapie ou entraîner des complications infectieuses locales après chimiothérapie.

Comme expliqué dans la définition, les lymphomes étant avant tout des pathologies ganglionnaires, l'analyse de la structure complète du ganglion est importante pour un diagnostic précis. Il est donc préférable de biopsier un site ganglionnaire plutôt qu'une localisation extraganglionnaire. Il faut également biopsier le ganglion le plus pathologique.

→ EXAMEN MORPHOLOGIQUE

Analyse histologique de l'architecture de la prolifération lymphomateuse :
- respect de l'architecture du ganglion normal avec un **aspect nodulaire**, effacement complet de l'architecture normale du ganglion avec une **infiltration diffuse**
- à plus fort grossissement, analyse de la morphologie des cellules (taille, mitose, chromatine)

ANALYSE CYTOLOGIQUE

L'analyse histologique est complétée et précisée par une apposition du tissu tumoral sur une lame permettant une analyse cytologique précise des cellules lymphomateuses.

ANALYSE IMMUNOPHÉNOTYPIQUE

- Réalisable sur le bloc tumoral fixé correspondant à un examen d'immunohistochimie
- Permet de rechercher les marqueurs de différenciation (CD ou cluster de différenciation) qui permettent de distinguer les sous-types de lymphome
- Peut également être réalisée après cytométrie en flux sur les cellules en suspension à partir du ganglion, du sang, de la moelle
- Marqueurs diagnostiques :
  - CD45 marqueur lymphoïde, CD20 marqueur des lymphocytes B, CD3 marqueur des lymphocytes T
  - puis, au minimum, CD10, CD5, CD23 pour permettre de différencier les lymphomes à petites cellules B
  - autres marqueurs diagnostiques possibles comme ALK pour les lymphomes anaplasiques
- Marqueurs étiologiques : exemple de l'EBV (EBER, LMP)

ANALYSE CYTOGÉNÉTIQUE

Des anomalies chromosomiques peuvent survenir, notamment des translocations qui peuvent être récurrentes dans certains lymphomes.

ANALYSE MOLÉCULAIRE

- Les lymphomes malins sont des pathologies clonales : les cellules lymphomateuses sont toutes issues du même clone
- Il est possible, par biologie moléculaire, de mettre en évidence un réarrangement clonal commun au niveau des gènes, par exemple ceux des immunoglobulines
- Cela peut avoir un intérêt en cas de diagnostic complexe (présence d'un clone ou non) mais peut également servir de marqueurs pendant et après le traitement : c'est ce que l'on appelle le suivi de la maladie résiduelle

EXAMENS À RÉALISER À PARTIR D'UN PRÉLÈVEMENT GANGLIONNAIRE

Il est important de signaler que le ganglion, en général frais, doit être acheminé rapidement au laboratoire d'anatomie pathologique pour la réalisation de l'ensemble des examens :
- mise en culture dans du RPMI pour la cytogénétique
- congélation d'un fragment pour l'analyse moléculaire
- apposition sur lame pour l'analyse cytologique
- fixation dans du formol pour l'analyse histologique

LES DIFFÉRENTS SOUS-TYPES DE LYMPHOMES

Les sous-types histologiques des lymphomes sont présentés sur la figure suivante.

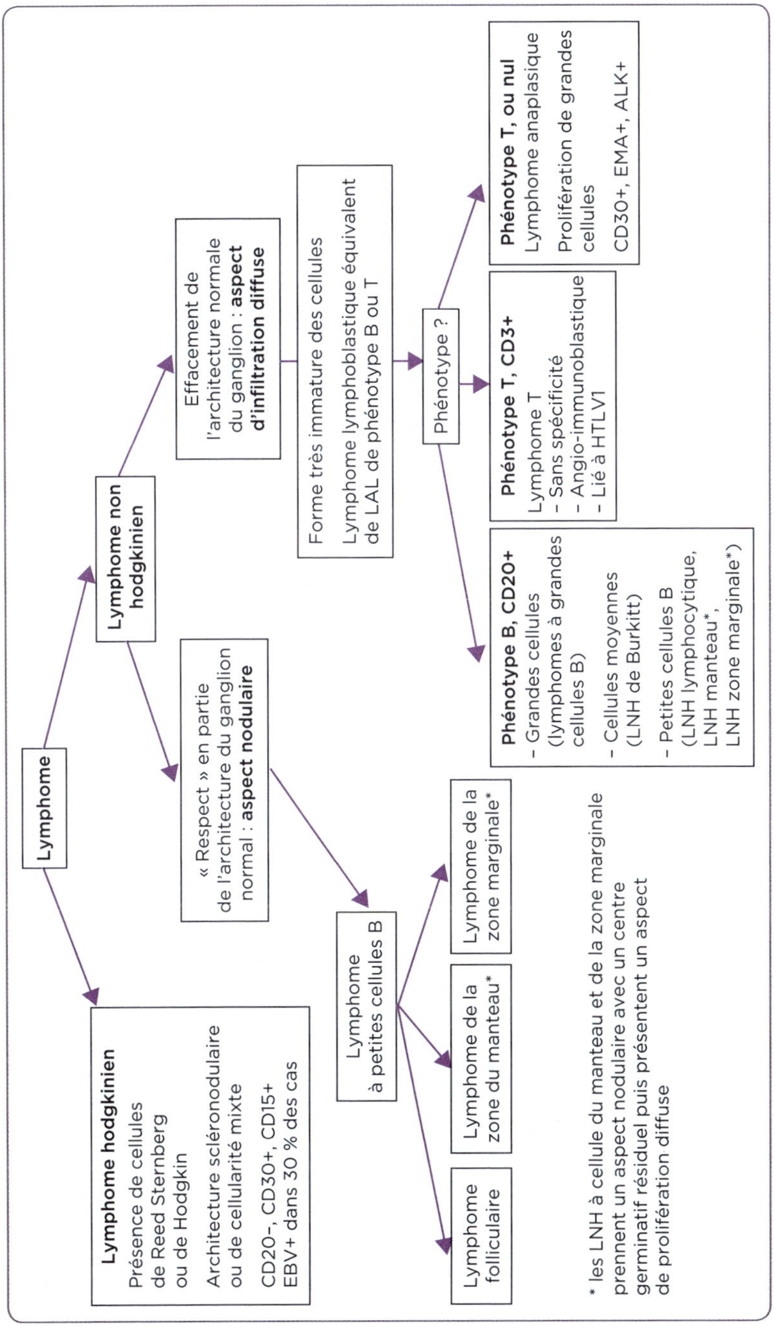

Sous-types histologiques de lymphomes

LYMPHOMES HODGKINIENS

- Pic de fréquence chez le jeune de 15 à 35 ans puis pic chez le sujet de plus de 55 ans
- Au diagnostic, les stades localisés sont les plus fréquents avec des atteintes plutôt sus-diaphragmatiques avec, souvent, une atteinte médiastinale qui peut être compressive : présence d'un syndrome cave supérieur, épanchement péricardique souvent réactionnel
- Des atteintes plus étendues sont possibles au niveau sous-diaphragmatique (ganglionnaire, splénique) ou viscéral (foie, poumon, os, médullaire…)
- Sur le plan anatomopathologique, on retrouve 2 grands sous-types (scléro-nodulaire ou à cellularité mixte) et 2 sous-types plus rares (déplétion lymphocytaire, prédominance lymphocytaire) et la présence de cellules de Sternberg ou de Hodgkin :
  - les cellules de Sternberg correspondent à des cellules géantes binucléolées
  - leur phénotype est CD20-, CD30+ et CD15+. Dans 30 % des cas, on retrouve l'expression de l'EBV
- Dans les formes localisées (stades I et II de la classification de Ann Arbor), les facteurs pronostiques sont l'âge, le nombre d'aires ganglionnaires atteintes, la vitesse de sédimentation, le rapport médiastinothoracique et la présence de symptômes B
- Dans les formes disséminées (stades III et IV), les facteurs de plus mauvais pronostic sont l'âge au diagnostic > 45 ans, le sexe masculin, le stade IV, l'hémoglobine < 10,5 g/dL, l'albumine < 40 g/L, la lymphocytose < 600/mm^3, la leucocytose > 15 000/mm^3

LYMPHOMES À PETITES CELLULES B

Ils correspondent aux lymphomes folliculaires, de la zone du manteau, de la zone marginale et au lymphome lymphocytique.

Lymphomes folliculaires

- Second sous-type de LNH après les lymphomes diffus à grandes cellules B représentant 25 % des lymphomes
- Cliniquement, ils ont typiquement une évolution indolente puisque la médiane de survie est actuellement supérieure à 15 ans
- La survenue du lymphome est donc le plus souvent lente avec parfois des adénopathies, notamment profondes et de volume important, pauci-symptomatiques :
  - les formes disséminées sont très fréquentes avec des tableaux de polyadénopathies superficielles et profondes, alors que le patient garde un très bon état général
  - les atteintes viscérales sont possibles (stade IV), notamment au niveau médullaire
- La biopsie ganglionnaire montre une prolifération d'architecture nodulaire et les cellules se développant aux dépens du centre germinatif des ganglions
- L'aspect cytologique montre des petites cellules dites clivées, parfois de plus grandes cellules ou des formes mixtes
- L'analyse phénotypique est CD20+, CD10+, CD5– avec l'expression de Bcl-6, un marqueur du centre germinatif
- L'examen cytogénétique montre la présence d'une translocation t(14 ;18) qui juxtapose le gène de la chaîne lourde des immunoglobulines et l'oncogène anti-apoptotique Bcl-2 (transcrit IgH-Bcl2) ; l'expression de Bcl-2 en immunohistochimie est positive
- Des critères de traitement ont été élaborés correspondant à la recherche de formes dites de forte masse tumorale

- Les critères à prendre en compte au diagnostic pour décider ou non d'un traitement sont l'âge > 60 ans, un taux d'hémoglobine < 12 g/dL, la présence d'un envahissement médullaire, une masse ganglionnaire de plus de 6 cm et une augmentation de la β2-microglobuline

Lymphomes de la zone du manteau

- Ils représentent 3 à 10 % des LNH
- Ils se développent à partir de la zone du manteau
- La prolifération est, dans un premier temps, nodulaire avec la persistance d'un centre germinatif résiduel puis diffus
- L'examen cytologique montre des cellules B de petite taille avec d'autres variantes parfois plus grandes : ces cellules expriment le CD20, sont CD10–, CD5+, CD23–
- La cytogénétique retrouve une translocation récurrente t(11 ;14) juxtaposant le gène des chaînes lourdes des immunoglobulines au gène de la cycline D1 appelé Bcl-1 (chromosome 11) : la cycline D1 est donc surexprimée et doit être recherchée en immunohistochimie sur le bloc fixé (cycline D1+)
- Les atteintes sont souvent disséminées, à la fois ganglionnaires et extraganglionnaires, avec des localisations fréquentes aux niveaux digestif (polyposes lymphomatoïdes), médullaire et sanguin
- Le pronostic de ces lymphomes est mauvais, d'où des protocoles de chimiothérapie intensive

Lymphomes de la zone marginale

- La zone marginale est retrouvée physiologiquement au niveau des ganglions en périphérie de la zone du manteau, à la frontière de la pulpe blanche et de la pulpe rouge, et associée aux muqueuses, réalisant le tissu appelé MALT (*Mucosae Associated Lymphoma Tissue*)
- Au niveau du diagnostic, l'aspect est, au début, celui d'un lymphome nodulaire puis il est diffus, fait de petites cellules exprimant le CD20 sans expression de CD5, CD10 et CD23
- Les patients pourront présenter soit une localisation extraganglionnaire dans le cadre d'un lymphome de MALT, soit un lymphome de la zone marginale splénique, soit une forme ganglionnaire

Lymphomes de MALT

- Pour les lymphomes de MALT, les localisations les plus fréquentes sont situées au niveau digestif, notamment au niveau de l'estomac
- D'autres atteintes d'organes sont possibles : côlon, intestin grêle, thyroïde, cutanée, palpébrale, parotide, poumon...
- On retrouve une **association à des agents infectieux** :
  - *Helicobacter pylori* pour la localisation gastrique
  - *Borrelia burgdorferi* pour les localisations cutanées
  - *Campylobacter jejuni* pour les atteintes du grêle
- Cela a des conséquences thérapeutiques car l'éradication de ces germes peut entraîner la disparition du lymphome de MALT qui est une forme de LNH très indolente

Lymphomes de la zone marginale ganglionnaire

Les formes ganglionnaires sont moins indolentes et peuvent nécessiter un traitement de polychimiothérapie.

Lymphomes de la zone marginale splénique

- Lymphomes très indolents pouvant être associés à des localisations médullaires et parfois sanguines : sur le frottis sanguin, des lymphocytes d'aspect villeux sont parfois mis en évidence
- Association possible au virus de l'hépatite C qui est à rechercher systématiquement : le traitement de l'hépatite C peut également guérir le lymphome

- En cas de splénomégalie symptomatique ou de cytopénie liée à l'hypersplénisme, les patients peuvent bénéficier d'une splénectomie (qui est d'ailleurs fréquemment diagnostique et thérapeutique)

Lymphomes lymphocytiques

- Forme purement ganglionnaire, sans hyperlymphocytose, de la leucémie lymphoïde chronique qui correspond à une infiltration diffuse du ganglion par des lymphocytes monoclonaux étant, comme dans la LLC, CD20+, CD5+, CD10–, CD23+
- La prise en charge rejoint celle de la LLC

→ LYMPHOMES DIFFUS À GRANDES CELLULES B

- Ils représentent la majorité des patients (35 % des LNH) avec, sur le plan clinique, une présentation agressive
- La prise en charge doit être rapide
- La biopsie ganglionnaire met en évidence une prolifération importante de grandes cellules qui détruisent l'architecture normale du ganglion
- Ces cellules expriment le marqueur B, CD20
- On définit au diagnostic un score pronostique appelé **IPI *(International Prognostic Index)*** à partir du stade de Ann Arbor (stades I-II *versus* stades III-IV), de l'état général du patient selon l'échelle de l'OMS (0-1 *versus* 2-4) et du taux de LDH (normal *versus* anomal)
- Le traitement repose sur la polychimiothérapie (CHOP) et les anticorps monoclonaux anti-CD20

→ LYMPHOMES DE BURKITT

- **Peu fréquent mais à ne pas méconnaître car il s'agit d'une urgence thérapeutique**
- La prolifération a une morphologie diffuse par des cellules de taille moyenne issues du centre germinatif ayant un taux de prolifération extrêmement important qui détruisent l'architecture normale du ganglion
- Les cellules expriment le CD20, le CD10 mais pas Bcl-2
- L'analyse cytogénétique retrouve la présence d'une translocation récurrente entre le chromosome 8, sur lequel se situe l'oncogène c-myc, et le gène de la chaîne lourde t(8 ;14) ou légère t(2 ;8) ; t(8 ;22) des immunoglobulines
- Il existe des formes endémiques en Afrique liées à EBV et, en Europe, 30 % des lymphomes de Burkitt expriment EBV : ce sous-type histologique est fréquent chez les patients VIH
- La masse tumorale peut être impressionnante (**syndrome compressif**), notamment au niveau de la région iléocæcale
  - il est important d'éviter d'effectuer une exérèse chirurgicale complète de ces masses (par exemple, tumeur iléocæcale du jeune adulte) car cela va retarder le traitement de chimiothérapie et, surtout, la masse peut repousser à l'identique en moins de 1 semaine
  - une biopsie représentative la moins invasive possible est suffisante
- Il faut vérifier l'absence d'envahissement médullaire et méningé au diagnostic (facteur pronostique)
- Il est indispensable de gérer la lyse tumorale spontanée ou sous chimiothérapie (**syndrome de lyse**) compte tenu de la forte prolifération cellulaire
- Avec des protocoles de chimiothérapie intensive parfaitement appliqués, le pronostic des lymphomes de Burkitt est bon
- En cas de présentation blastique, ils correspondent à une LAL3

LYMPHOMES T

- Ces LNH représentent 15 % des lymphomes
- Ils expriment les marqueurs T comme le CD3
- Il existe de nombreux sous-types :
  - au sein des lymphomes T, on distingue les lymphomes anaplasiques qui peuvent présenter les marqueurs T ou qui sont de phénotype nul
  - les lymphomes anaplasiques qui expriment la protéine ALK ont la particularité d'avoir un bon pronostic par rapport aux autres LNH T
- En fonction du contexte, on peut demander la sérologie des rétrovirus **HTLV-1**, agents étiologiques de leucémies/lymphomes T que l'on retrouve chez les patients originaires des zones d'endémie du virus (Japon, Caraïbes, Afrique noire intertropicale)

LYMPHOMES LYMPHOBLASTIQUES

- Il s'agit d'une prolifération immature de blastes lymphoïdes au niveau ganglionnaire, essentiellement de phénotype T
- Ils correspondent à des formes purement ganglionnaires de leucémies aiguës lymphoblastiques dont ils partagent la prise en charge

RÉSUMÉ DE LA PRISE EN CHARGE D'UN LYMPHOME

- Bilan anatomopathologique (type précis de lymphome diagnostiqué)
- Bilan d'extension clinicobiologique et éléments pronostiques (par exemple, IPI pour les lymphomes diffus à grandes cellules B)
- Bilan préthérapeutique (fertilité avec CECOS ou discussion congélation ovarienne, bilan cardiaque, bilan gériatrique... pose de la VVC)
- Information du patient (dispositif d'annonce)
- Définir la thérapeutique reposant essentiellement sur la chimiothérapie et l'utilisation d'anticorps monoclonaux dans les lymphomes B
- Proposer au patient la participation à des études thérapeutiques après informations et signature d'un consentement éclairé

165 Maladie de Vaquez

Objectif

- **Diagnostiquer une maladie de Vaquez**

DÉFINITIONS

- Maladie de Vaquez ou polyglobulie primitive ou polyglobulie de Vaquez (PV)
- Syndrome myéloprolifératif
- Tableau de vraie polyglobulie définie par l'association :
  - taux d'**hématocrite (Ht) > 54 % chez l'homme et > 47 % chez la femme**
  - **masse globulaire augmentée** de plus de 20 % du taux théorique de base

PHYSIOPATHOLOGIE

- Maladie clonale de la cellule-souche pluripotente hématopoïétique caractérisée par la prolifération prédominante de la lignée érythrocytaire sans blocage de maturation
- Mutation V617F du gène de JAK2 retrouvée dans plus de 90 % des PV :
  - JAK2 est une tyrosine kinase qui, une fois activée par l'interaction entre EPO et son récepteur à la surface des érythroblastes, transmet un signal de prolifération cellulaire
  - la mutation V617F de JAK2 rend la kinase active constitutionnellement
  - les précurseurs hématopoïétiques ayant acquis cette mutation prolifèrent spontanément, en l'absence d'EPO

ÉPIDÉMIOLOGIE

- Âge > 60 ans +++
- Incidence : 1 cas/100 000/an
- *Sex-ratio* H/F = 1,2

PRÉSENTATION CLINIQUE

- La viscosité sanguine augmente exponentiellement au-delà de 60 % d'Hte
- La première conséquence est un risque thrombotique
- Puis le volume sanguin total augmente et les vaisseaux de faible calibre se distendent avec un risque hémorragique

- Le transport de l'O_2 est également modifié par l'hyperviscosité avec, pour conséquence, une augmentation du débit cardiaque et de la pression artérielle
- Signes fonctionnels :
  - signes neurologiques ou neurosensoriels : céphalées, vertiges, bourdonnements d'oreilles, paresthésies, manifestations ophtalmologiques (vision floue, baisse de l'acuité visuelle)
  - thromboses veineuses ou artérielles : AVC +++, syndrome de Budd-Chiari, érythromélalgie (douleur importante des orteils avec un aspect inflammatoire, sans cyanose, pouvant aller jusqu'à la nécrose)
  - prurit à l'eau tiède ou chaude
  - signes hémorragiques au niveau des muqueuses nasales et buccales, parfois du tube digestif (épistaxis, hémorragie digestive)
- Examen clinique :
  - érythrose cutanéomuqueuse
  - splénomégalie fréquente
  - HTA

DIAGNOSTIC POSITIF

HÉMOGRAMME

- Élévation du taux d'hématocrite > 54 % chez l'homme et > 47 % chez la femme
- Taux d'hémoglobine et nombre de GR sans intérêt
- Hyperleucocytose > 10 G/L avec polynucléose neutrophile sans basophilie ni myélémie (43 % des cas)
- Et/ou thrombocytose > 450 G/L (dans 60 % des cas)

Cas particulier : une vraie polyglobulie peut être masquée par une carence martiale (y penser devant une microcytose importante contrastant avec des taux d'hématocrite et d'hémoglobine normaux).

MASSE SANGUINE

- Masse sanguine totale = masse globulaire + volume plasmatique
- Mesure par méthode isotopique après injection de GR marqués au chrome 51
- Vraie polyglobulie :
  - augmentation de la masse globulaire de plus de 20 % au-dessus des valeurs théoriques, soit > 36 mL/kg chez l'homme et > 32 mL/kg chez la femme
  - avec un volume plasmatique normal

La mesure de la masse sanguine devient de plus en plus difficile à réaliser faute de centres spécialisés. Elle n'est pas nécessaire si Hte > 60 % chez l'homme et > 57 % chez la femme (100 % de polyglobulie vraie).

Une fois le diagnostic de polyglobulie vraie établi, il faut toujours éliminer une cause de polyglobulie secondaire, possiblement associée à une PV.

BILAN À LA RECHERCHE D'UNE CAUSE DE POLYGLOBULIE SECONDAIRE

- Contexte clinique : syndrome cérébelleux, cyanose, notion de shunt droite-gauche
- Hypoxie : saturation en O_2 et GDS
- Tumeur rénale et hépatique : échographie abdominale

CRITÈRES DIAGNOSTIQUES D'UNE POLYGLOBULIE PRIMITIVE OU PV

- Critères du PVSG (*Polycythemia Vera Study Group*)

A1	Augmentation du volume globulaire > 120 % de la valeur théorique
A2	Absence de cause de polyglobulie secondaire
A3	Splénomégalie clinique
A4	Marqueur de clonalité (caryotype : del 20q, del 13q, + 1, + 8, + 9...)
B1	Thrombocytose > 450 G/L
B2	Polynucléose neutrophile > 10 G/L
B3	Splénomégalie échographique
B4	Pousse spontanée des BFU-E ou EPO < 10 mU/mL
Polyglobulie de Vaquez si : A1 + A2 + A3 ou A4 ou si A1 + A2 + 2 critères B	

- **Depuis la découverte de la mutation de JAK2, les critères diagnostiques ont évolué** : on retiendra le diagnostic de maladie de Vaquez devant au minimum l'association des 3 critères suivants :
  - polyglobulie sur le taux d'Hte (volume globulaire augmenté)
  - absence de cause de polyglobulie secondaire
  - détection de la mutation de V617F de JAK2 dans le sang
- L'absence de la mutation de JAK2 n'élimine pas une PV : dans ce cas, le diagnostic pourra être affirmé en présence des critères habituels du PVSG

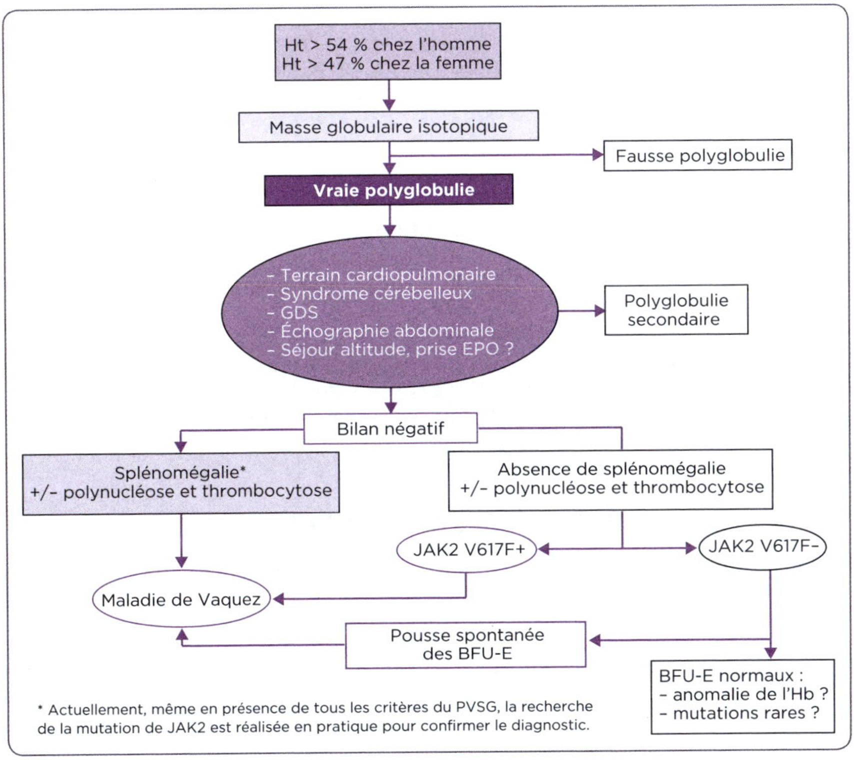

Démarche diagnostique devant une polyglobulie

EXAMENS NON NÉCESSAIRES AU DIAGNOSTIC

- Dosage de l'EPO : bas dans la PV mais aussi dans certaines polyglobulies secondaires (élément non discriminant)
- Myélogramme, caryotype et culture de progéniteurs érythroïdes : ils peuvent être réalisés dans les cas douteux (JAK2 négatif)
- BOM : uniquement utile pour la recherche d'une myélofibrose (diagnostic différentiel au diagnostic ou au cours de l'évolution)

DIAGNOSTIC DIFFÉRENTIEL

PSEUDO-POLYGLOBULIES (MASSE GLOBULAIRE NORMALE)

- Hémoconcentration (volume plasmatique abaissé, contexte de déshydratation, diurétiques)
- Pseudo-polyglobulie microcytaire de la thalassémie mineure (augmentation du nombre de GR microcytaires, bilan martial normal, électrophorèse de l'Hb)
- Syndrome de Gaisbock (> 50 ans, obésité, diabète, goutte)

POLYGLOBULIES SECONDAIRES

- Sécrétion inappropriée d'EPO :
  - rein : cancer, polykystose, sténose de l'artère rénale
  - hépatocarcinome
  - hémangioblastome du cervelet
  - plus rarement, pathologie utérine (fibrome ou cancer) ou hyperandrogénisme
  - « dopage » : EPO, androgènes
- Hypersécrétion appropriée d'EPO en réponse à l'hypoxie :
  - insuffisance respiratoire chronique : BPCO, DDB, syndrome de Pickwick (hypoventilation centrale avec obésité, somnolence, apnée du sommeil)
  - tabagisme
  - intoxication chronique au monoxyde de carbone
  - cardiopathies congénitales : shunt droite-gauche
  - séjour prolongé en altitude
- Hypoxie tissulaire chronique sans sécrétion d'EPO :
  - anomalies de l'Hb diminuant le transport ou la libération de l'oxygène
  - Hb instable : mutation de la 2.3 DPG et poche de l'hème
  - Hb hyperaffine
  - methémoglobinémie
- Exceptionnellement, causes génétiques (formes familiales ++) :
  - mutations de gènes de protéines impliquées dans la synthèse de l'EPO : HIF et VHL, protéines induisant la synthèse de l'EPO en réponse à l'hypoxie tissulaire au niveau des cellules rénales péritubulaires
  - mutation du récepteur à l'EPO

AUTRES SYNDROMES MYÉLOPROLIFÉRATIFS

- Ils peuvent avoir une composante polyglobulique (50 à 60 % d'entre eux ont la mutation V617F de JAK2)
- Thrombocytémie essentielle (TE) : thrombocytose prédominante, pas d'augmentation de la masse globulaire
- Leucémie myéloïde chronique (LMC) : recherche du transcrit BCR-ABL [chromosome Philadelphie, t(9 ;22)]

- Splénomégalie myéloïde : BOM (myélofibrose)

TRAITEMENT

→ CONTRÔLE DE LA POLYGLOBULIE

- Objectif Hte < 45 % sauf insuffisance respiratoire (entre 45 et 50 %)
- Saignées régulières : carence martiale à ne pas substituer
- Et/ou myélo-frénateurs :
  - hydroxyurée (Hydréa®) en première intention, peu ou non leucémogène
  - pipobroman (Vercyte®) en deuxième intention car leucémogène
  - le phosphore 32 n'est plus utilisé : risque élevé de LAM secondaire
- Hypo-uricémiants :
  - allopurinol (Zyloric®)

→ ANTIAGRÉGANTS PLAQUETTAIRES

- Lysine acétylsalicylate:
  - Kardegic® : 75 à 160 mg/j
  - Aspégic® : 100 à 250 mg/j

ÉVOLUTION

- Médiane de survie > 10 ans
- Évolution possible vers la splénomégalie myéloïde avec myélofibrose après plusieurs années d'évolution
- Acutisation en leucémie aiguë (< 10 % des cas) : LAM secondaire de très mauvais pronostic

166 Myélome multiple des os

Objectif

- **Diagnostiquer un myélome multiple des os**

Recommandations, consensus

- **Haute Autorité de santé (HAS) (2010) :** Myélome multiple – Guide médecin

DÉFINITIONS

- Le myélome multiple est une hémopathie maligne dont la cellule tumorale dérive d'un plasmocyte
- Il s'agit d'une pathologie entrant dans le cadre des syndromes lymphoprolifératifs
- Il correspond à une accumulation de plasmocytes anormaux au niveau de la moelle osseuse
- Sauf cas rare, on ne retrouve pas d'hypertrophie des organes hématopoïétiques (adénopathie, splénomégalie...) dans un myélome multiple
- Il représente 2 % des cancers et 15 % des hémopathies lymphoïdes
- 3 000 nouveaux cas en France par an
- Médiane d'âge de 70 ans au diagnostic
- L'incidence est stable :
  - 4,5 cas pour 100 000 habitants chez l'homme
  - 3,5 cas pour 100 000 habitants chez la femme

PHYSIOPATHOLOGIE

- Le plasmocyte tumoral provient de la maturation d'un lymphocyte B qui va subir des événements oncogéniques qui mènent à la cancérisation :
  - translocations chromosomiques faisant intervenir le chromosome 14 (gène des chaînes lourdes des immunoglobulines) et d'autres chromosomes comme le 11 (gène du cycle cellulaire, la cycline D1) ou le 4 (gène codant pour MM-set FGFR-3)
  - autres anomalies génétiques, notamment au niveau du chromosome 13 (délétion), et, plus tardivement au cours de l'évolution oncogénique, anomalies du chromosome 17 sur lequel se situe le gène p53
- Il existe, dans le myélome multiple, un état précancéreux, la gammapathie monoclonale dite bénigne ou de signification indéterminée (MGUS, *Monoclonal*

Gammapathy Of Undetermined Significance) avec un risque de transformation en myélome de 1 à 1,5 % par an
- Au niveau médullaire :
  - les plasmocytes tumoraux interagissent avec les cellules du stroma médullaire *via* des cytokines (IL-6, IGF-1, VEGF...), véritables facteurs de croissance pour assurer leur survie
  - ces cellules tumorales modifient l'hématopoïèse normale, notamment la lymphopoïèse B et la production de globules rouges (érythropoïèse)
- Les plasmocytes forment un clone tumoral qui, dans la majorité des cas (80 %), va sécréter une immunoglobuline monoclonale mise en évidence sur l'électrophorèse sanguine
- Ils ont aussi la caractéristique de modifier la balance osseuse :
  - ils favorisent la résorption osseuse en activant les ostéoclastes
  - ils empêchent la reconstruction osseuse en inhibant les ostéoblastes
- **Trois grands cadres à suivre pour comprendre le myélome multiple sur le plan des symptômes et de la prise en charge diagnostique :**
  - un cadre médullaire et sanguin, pour le diagnostic et les conséquences sur les lignées sanguines
  - un cadre osseux, conséquence de la destruction osseuse
  - un cadre protéique sérique et urinaire :
    - diagnostic : quel est le type d'immunoglobuline produite ?
    - conséquences cliniques, notamment rénales et infectieuses

CIRCONSTANCES DE DÉCOUVERTE

- Conséquences cliniques d'un syndrome médullaire : anémie, leucopénie, thrombopénie
- Manifestation osseuse : douleur, fracture, hypercalcémie
- Infection : conséquence de la baisse de production des immunoglobulines normales et de la neutropénie
- Signes généraux : asthénie, amaigrissement, anorexie, signes cliniques d'insuffisance rénale aiguë
- Bilan biologique systématique :
  - pic monoclonal sur l'électrophorèse des protéines
  - VS accélérée (par exemple, patient âgé avec douleurs osseuses et VS accélérée)
  - bilan d'une protéinurie et d'une insuffisance rénale

BILAN CLINIQUE ET PARACLINIQUE

MANIFESTATION MÉDULLAIRE

- Le diagnostic est fait sur le myélogramme où l'on retrouve une infiltration médullaire de plasmocytes d'aspect dystrophique
- On définit également le pourcentage d'infiltration plasmocytaire

> *La présence de lésions osseuses et/ou d'un pic monoclonal sur l'électrophorèse des protéines ne suffit pas au diagnostic : celui-ci doit être confirmé par un myélogramme car c'est l'existence de plasmocytes tumoraux qui définit la maladie*

- Il est très rare de devoir réaliser une biopsie ostéomédullaire
- Il est essentiel de prévoir, au diagnostic, un prélèvement pour réaliser un examen de cytogénétique sur les plasmocytes tumoraux car certaines anomalies cytogénétiques sont importantes pour définir le pronostic des patients
- La numération formule plaquettes analyse le retentissement de l'infiltration myélomateuse sur les autres lignées sanguines :
  - anémie pouvant être normocytaire ou macrocytaire, normochrome, arégénérative
  - thrombopénie
  - neutropénie
  - le frottis sanguin peut montrer des plasmocytes circulants dans les cas de leucémie à plasmocytes, soit d'emblée (rare), soit dans l'évolution terminale d'un myélome multiple

→ BILAN PROTÉIQUE

- Les plasmocytes ont la propriété de sécréter des immunoglobulines composées de chaînes lourdes et de chaînes légères
- Il est important de définir le caractère sécrétant ou non sécrétant du myélome multiple, le type d'immunoglobuline synthétisée (complète ou à chaînes légères uniquement) et de la quantifier pour pouvoir évaluer l'efficacité des thérapeutiques
- Surtout, il faut rechercher les conséquences de la sécrétion anormale de cette immunoglobuline

Électrophorèse des protéines plasmatiques

- Mise en évidence d'un pic monoclonal migrant au niveau des gammaglobulines dans les formes de myélome sécrétant ; dans les myélomes à chaînes légères, il n'y a pas de pic à l'EPP
- Hyperprotidémie
- Hypoalbuminémie
- L'augmentation du taux de protéines provoque très rarement un syndrome d'hyperviscosité sanguine (vertiges, céphalées, troubles de la vigilance, acouphènes, phosphènes)
- Hypogammaglobulinémie

Immuno-électrophorèse ou immunofixation

- L'immuno-électrophorèse compare le sérum du patient et celui d'un témoin, après migration d'un antisérum spécifique de chaque chaîne lourde et légère : on obtient ainsi des arcs de diffusion permettant de définir l'immunoglobuline
- L'immunofixation utilise directement des anticorps antichaînes lourdes et légères en se passant de l'étape de diffusion : plus automatisable, elle tend à remplacer l'immuno-électrophorèse

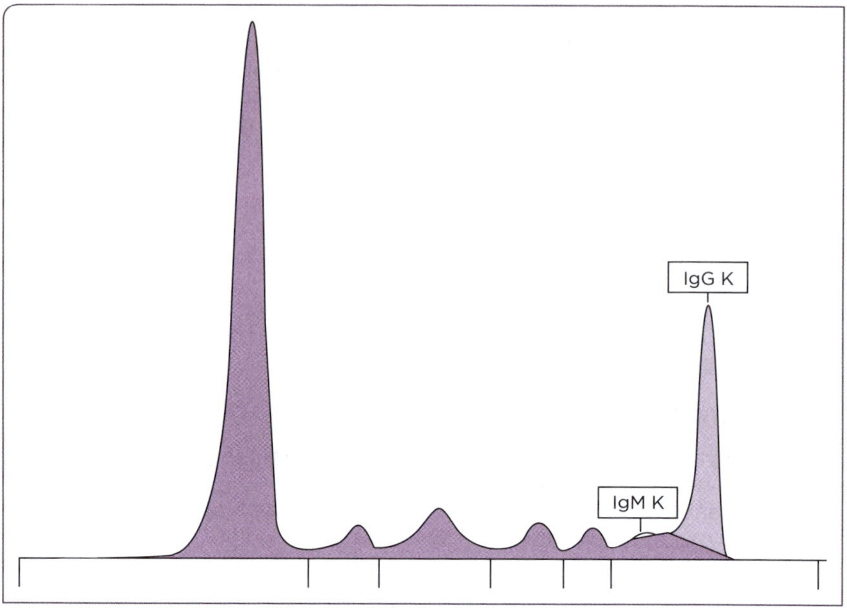

Myélome à double composant IgG kappa et IgM kappa

PROTÉINES TOTALES : 84 g/L				RAPPORT A/G : 1,40
NOM	%	NORMALES EN %	g/L	NORMALES EN g/L
Albumine	58,4	55,8-66,1	49,1	40,2-47,6
Alpha 1	3,8	2,9-4,9	3,2	2,1-3,5
Alpha 2	8,8	7,1-11,8	7,4	5,1-8,5
Bêta 1	4,5	4,7-7,2	3,8	3,4-5,2
Bêta 2	2,9	3,2-6,5	2,4	2,3-4,7
Gamma	21,6	11,1-18,8	18,1	8,0-13,5
IgG K	14,7		12,3	
IgM K	0,2		0,2	

TYPE D'IMMUNOGLOBULINE DANS LE MYÉLOME MULTIPLE

On définit ainsi le myélome excrétant par l'isotype de l'immunoglobuline monoclonale :

- IgG : 50 %, IgA : 30 %, à chaînes légères : 15 %, IgD : 2 %, IgM < 1 %, IgE < 0,01 %
- ou myélome non sécrétant : 10 % des cas

Le dosage pondéral des immunoglobulines est inutile. L'évaluation se fait à partir de l'électrophorèse.

INFECTION ET MYÉLOME

Il faut penser au myélome multiple en cas d'infection récidivante ou d'infection sévère comme, par exemple, une méningite à pneumocoque. Il s'agit d'infections ORL, pulmonaire, urinaire ou méningée, souvent bactériennes à bacilles Gram négatif ou à *Streptococcus pneumoniae* ou *Staphylococcus aureus*.

Les infections sont favorisées par l'hypogammaglobulinémie, la neutropénie et les traitements de type dexaméthasone.

Dosage sérique des chaînes légères

- C'est un procédé récent de dosage qui permet de suivre les myélomes à chaînes légères, les myélomes pauci-sécrétants
- Les myélomes non sécrétants peuvent ainsi être évalués uniquement avec le dosage des chaînes légères qui sont anormales dans 2/3 des cas

Analyse des protéines urinaires

- La protéinurie des 24 h quantifie les protéines excrétées
- L'électrophorèse des protéines urinaires avec une immuno-électrophorèse (ou une immunofixation) :
  - permet de mettre en évidence la présence d'une chaîne légère kappa ou lambda
  - est également importante pour le suivi et l'évaluation de l'efficacité des traitements

L'ancestrale protéinurie de Bence-Jones était un moyen de mettre en évidence la présence en excès de chaînes légères par un procédé physicochimique avant que ne soient développées l'immuno-électrophorèse et l'immunofixation. Actuellement, elle ne doit plus être prescrite.

SYMPTÔMES OSSEUX

- C'est le mode de révélation le plus fréquent dans le myélome multiple :
  - douleur osseuse d'allure inflammatoire
  - modification de douleur osseuse chronique
  - fractures osseuses, spontanées ou disproportionnées par rapport à un traumatisme
  - tassements vertébraux
  - complications neurologiques liées aux tassements vertébraux ou à l'infiltration tumorale :
    - compression radiculaire (syndrome de la « queue-de-cheval »)
    - compression médullaire
    - elles constituent une urgence thérapeutique avec demande d'avis neurochirurgical
  - symptômes de l'hypercalcémie secondaire à la résorption osseuse :
    - il s'agit également d'une urgence thérapeutique
    - elle est à rechercher systématiquement au diagnostic
- On demandera :
  - calcémie avec évaluation de la calcémie corrigée en fonction de l'albuminémie
  - radiographie standard du crâne, du rachis (cervical, dorsal, lombaire) face et profil, bassin de face, thorax de face et grill costal, os longs (4 membres), + autres radiographies en fonction de la symptomatologie
  - IRM du rachis :
    - elle permet de préciser les radiographies standard et notamment de mieux apprécier la gravité des tassements vertébraux

- elle met en évidence des lésions non visibles sur les radiographies standard, ce qui peut modifier le stade du myélome

Un stade I radiologique ou un plasmocytome solitaire peut devenir un stade III ou une maladie plus diffuse avec de nombreuses lésions vertébrales sur l'IRM. Une IRM du rachis de référence est également importante en cas d'évolution osseuse ultérieure.

- Les lésions élémentaires sont décrites comme étant des lacunes à l'emporte-pièce, c'est-à-dire sans formation osseuse réactionnelle (activation des ostéoclastes et inhibition des ostéoblastes)
- Cela explique l'inutilité de la scintigraphie osseuse dont le traceur (couplé au technétium) est un marqueur « ostéoblastique »
- Les examens radiologiques peuvent également mettre en évidence une déminéralisation diffuse, notamment au niveau du rachis, et, exceptionnellement, un aspect ostéocondensant
- L'intérêt de la tomographie par émission de positons (FDG-TEP) dans le bilan et le suivi des myélomes est en cours d'évaluation

MANIFESTATIONS RÉNALES

- Comme l'hypercalcémie, une insuffisance rénale (IR) doit être systématiquement recherchée au diagnostic
- On demandera :
  - créatininémie
  - protéinurie des 24 h
  - électrophorèse et immuno-électrophorèse ou immunofixation des protéines urinaires
- Elle est souvent multifactorielle et touche 20 % des patients au diagnostic avec une créatininémie ≥ 173 mmol/L
- Elle est due à la précipitation de la chaîne légère monoclonale au niveau du tubule distal et du tube collecteur des néphrons :
  - il s'agit d'une néphropathie tubulo-interstitielle
  - les chaînes légères sont normalement réabsorbées au niveau des cellules du tube proximal
  - si les capacités de réabsorption sont dépassées, elles se combinent aux protéines de Tamm-Horsfall et précipitent au niveau du tube distal et du tube collecteur formant des cylindres obstructifs
- Il n'y a pas d'HTA ni d'hématurie, la protéinurie est constituée de la chaîne légère monoclonale
- Les chaînes légères ne sont pas détectées par les bandelettes urinaires réactives
- L'hypercalcémie peut provoquer ou aggraver l'IR
- L'hyperuricémie, la déshydratation ou l'hyperviscosité sanguine aggravent l'IR
- Amylose AL :
  - elle peut être à l'origine d'une IR par dépôt de chaînes légères, le plus souvent lambda, constituant des structures fibrillaires au niveau glomérulaire, plus rarement au niveau vasculaire ou de l'interstitium
  - la conséquence en sera un syndrome néphrotique
- Syndrome de Randall : maladie des immunoglobulines monoclonales non amyloïdes, consistant en des dépôts non fibrillaires des chaînes légères, le plus souvent kappa, au niveau de la membrane basale des glomérules, des tubules et des vaisseaux
- Tubulopathie proximale qui affecte, par toxicité des chaînes légères (souvent kappa), les capacités de réabsorption du tubule proximal : complication rare qui constitue un syndrome de Fanconi acquis caractérisé par une glycosurie, une perte d'acides aminés, de phosphore, de potassium, d'acide urique

- Aggravation de l'IR par une infection (pyélonéphrite)
- Aggravation de l'IR iatrogène par :
  - la prescription d'AINS, notamment pour les douleurs osseuses, et d'IEC qui diminuent le débit de filtration rénale
  - l'injection d'iode, dans le cadre d'un examen radiologique, ou d'un antibiotique néphrotoxique

MANIFESTATIONS PLUS RARES, NOTAMMENT NEUROLOGIQUES

- POEMS : syndrome qui associe une polyneuropathie (P), une organomégalie (O), une atteinte endocrinienne (E), un composant monoclonal (M) et des manifestations cutanées (*Skin*) :
  - l'atteinte neurologique correspond à une neuropathie démyélinisante, sensitivomotrice à prédominante distale
  - on retrouve une prolifération plasmocytaire pathologique habituellement légère avec un pic IgG ou IgA lambda souvent peu important
- Amylose AL :
  - elle peut compliquer le myélome dans 5 à 10 % des cas mais peut aussi être au premier plan cliniquement
  - l'infiltration par la substance amyloïde peut toucher tous les organes, notamment les reins, le cœur, les nerfs, le tube digestif, la peau
  - le diagnostic repose sur la biopsie d'un organe avec coloration au Rouge Congo ou sur une étude immunohistochimique avec la présence de chaînes légères, le plus souvent lambda

EXAMENS COMPLÉMENTAIRES À DEMANDER DEVANT LA DÉCOUVERTE D'UN MYÉLOME MULTIPLE OSSEUX

- **NFP et frottis sanguin**
- **Myélogramme avec analyse cytogénétique des plasmocytes**
- **Créatininémie, calcémie**
- **Électrophorèse et immunoélectrophorèse ou immunofixation des protéines sanguines et urinaires**
- **Protéinurie des 24 h**
- **Dosage des chaînes légères sanguines dans certaines situations**
- **Albuminémie**
- **Dosage de la β2 microglobuline**
- **LDH**
- **CRP**
- **Bilan radiologique standard**
- **IRM du rachis**

CADRE DIAGNOSTIQUE

L'ensemble de ces données diagnostiques permettra de définir le type de myélome.

MYÉLOMES MULTIPLES SYMPTOMATIQUES

- Avec une atteinte clinique liée au myélome correspondant aux critères de l'acronyme CRAB (Calcium, rein, anémie, *Bone*)
- Hypercalcémie, insuffisance rénale, anémie, lésions osseuses ou autres complications comme les infections récidivantes ou l'amylose
- Il s'agit d'une indication formelle de traitement

→ MYÉLOMES MULTIPLES NON SYMPTOMATIQUES

- Pas d'atteinte clinique de type CRAB
- Infiltration médullaire par des plasmocytes anormaux > 10 % et pic monoclonal > 30 g/L, permettant le diagnostic de myélome multiple

→ GAMMAPATHIE MONOCLONALE DE SIGNIFICATION INDÉTERMINÉE (MGUS)

- Pic monoclonal < 30 g/L
- Infiltration plasmocytaire < 10 %
- Pas de présence d'autre hémopathie lymphoïde B (lymphome, LLC...)

→ PLASMOCYTOME OSSEUX SOLITAIRE

- Une seule lésion osseuse après un bilan osseux complet
- Pas d'infiltration médullaire
- Pic monoclonal souvent non présent ou faible
- Pas de CRAB
- Le traitement de choix est la radiothérapie
- Un plasmocytome peut également être extramédullaire et siéger aux dépens d'un organe avec des localisations fréquentes au niveau de la sphère ORL

→ LEUCÉMIE À PLASMOCYTES

- Présence de plasmocytes au niveau du frottis sanguin (plus de 20 % ou plus de 2 000/mm^3)
- Elle peut survenir dans l'évolution d'un myélome ou d'emblée
- Le pronostic est très mauvais

BILAN PRONOSTIQUE

- Dosage de la β2-microglobuline
- Albuminémie
- Étude cytogénétique des plasmocytes :
  - recherche de translocation t(4 ;14), t(14 ;16), délétions 17p et 13q : les trois premières anomalies sont de mauvais pronostic
  - étude de la ploïdie avec un pronostic défavorable en cas d'hypodiploïdie
- LDH et CRP

→ CLASSIFICATIONS PRONOSTIQUES DES MYÉLOMES MULTIPLES

Ces données pronostiques permettent de définir des scores pronostiques fondés sur les taux d'albumine et de β2-microglobuline (index pronostique international, IPS) ou sur la cytogénétique - présence de t(4 ;14) ou del17p - et le taux de β2-microglobuline (Classification de l'Institut français du myélome, IFM).

Index pronostique international (IPS) : 3 stades

- Stade I : β2 sérique < 3,5 mg/L + albumine sérique ≥ 35 g/L : médiane de survie de 62 mois
- Stade II : β2 sérique < 3,5 mg/L + albumine sérique < 35 g/L ou β2 sérique ≥ 3,5 mg/L et < 5,5 mg/L : médiane de survie de 44 mois
- Stade III : β2 sérique ≥ 5,5 mg/L : médiane de survie de 29 mois

Score pronostique de l'IFM

- β2 sérique < 4 mg/L sans t(4 ;14) ni del17p : 85 % de survie à 3 ans
- β2 sérique > 4 mg/L avec t(4 ;14) ou del17p : 30 % de survie à 3 ans

Classification de Durie et Salmon

- Il s'agit d'une classification qui date de 1975, fondée sur le taux d'hémoglobine, le taux du pic monoclonal, l'importance de la protéinurie de Bence-Jones, la calcémie, la fonction rénale et le nombre de lésions osseuses
- Elle est de moins en moins utilisée car complexe et de valeur pronostique inférieure aux classifications précédentes

Classification de Durie et Salmon

	Critères

Stade I	Myélome de faible masse tumorale
	Présence de tous les critères suivants :
	- hémoglobine > 10 g/dL
	- calcémie ≤ 3 mmol/L
	- absence de lésion osseuse ou un seul plasmocytome osseux
	- faible taux d'immunoglobuline monoclonale :
	  - IgG sérique < 50 g/L
	  - IgA sérique < 30 g/L
	- BJ < 4 g/24 h

Stade II	Myélome de masse tumorale intermédiaire Regroupe les myélomes multiples ne répondant ni aux critères de stade I, ni aux critères de stade III

Stade III	Myélome de forte masse tumorale
	Présence d'un ou de plusieurs des critères suivants :
	- hémoglobine < 8,5 g/dL
	- calcémie > 3 mmol/L
	- atteinte ostéolytique multiple
	- taux élevé d'immunoglobuline monoclonale :
	  - IgG sérique > 70 g/L
	  - IgA sérique > 50 g/L
	- BJ > 12 g/24

Sous-classification selon la fonction rénale	
Stade A	Créatinine < 180 mmol/L (20 mg/L)
Stade B	Créatinine ≥ 180 mmol/L (20 mg/L)

178 Transfusion sanguine et produits dérivés du sang : indications, complications, hémovigilance

Objectifs

- **Expliquer les risques transfusionnels, les règles de prévention, les principes de traçabilité et d'hémovigilance**
- **Prescrire une transfusion des dérivés du sang**
- **Appliquer les mesures immédiates en cas de transfusion mal tolérée**

Recommandations, consensus

- **Agence française de sécurité sanitaire des produits de santé (Afssaps) (septembre 2005) :** Recommandations de bonne pratique sur la transfusion des plaquettes
- Haute Autorité de santé (HAS) et Société française d'anesthésie et de réanimation (SFAR) (juin 2005) : Référentiels de pratiques professionnelles - Transfusion en anesthésie-réanimation
- Agence française de sécurité sanitaire des produits de santé (Afssaps) (2003) : Transfusion de plaquettes : produits, indications
- Agence française de sécurité sanitaire des produits de santé (Afssaps) (2003) : Transfusion de granulocytes : produits, indications
- Agence française de sécurité sanitaire des produits de santé (Afssaps) (2002) : Transfusion de globules rouges homologues : produits, indications, alternatives
- Agence française de sécurité sanitaire des produits de santé (Afssaps) (2002) : Transfusion de plasma frais congelé : produits, indications

TRANSFUSION SANGUINE

→ DÉFINITION

La transfusion sanguine est l'administration par voie IV d'un concentré érythrocytaire ou d'un dérivé sanguin comme le plasma ou les plaquettes d'un ou de plusieurs donneurs sains à un patient.

→ PRODUITS SANGUINS

Il existe deux catégories de produits sanguins :
- produits sanguins labiles (PSL) : concentrés de globules rouges (CGR), concentrés plaquettaires et plasma frais congelé (PFC)

- médicaments dérivés du sang (MDS) : immunoglobulines, albumine, facteurs de coagulation et colle biologique à base de fibrinogène

Produits sanguins labiles

Ils sont produits par l'Établissement français du sang (EFS).

Concentrés de globules rouges

- Ils se conservent 42 jours à + 4 °C
- Les CGR ont différentes caractéristiques

CARACTÉRISTIQUE	OBJECTIF
Phénotypage En plus des groupes ABO et RH, groupage pour 5 autres antigènes	Prévention des réactions hémolytiques et de la maladie hémolytique du nouveau-né
Compatibilisation Test de compatibilité effectué au laboratoire entre le sérum du receveur et les globules rouges de la poche à transfuser	Patient porteur d'ACI
Concentrés CMV-négatif Donneur séronégatif pour CMV	Prématurés Contexte de transplantation : si donneur et receveur CMV-négatif

- Les CGR peuvent également faire objet de transformations :
  - CGR déplasmatisés : pour le syndrome frissons-hyperthermie et les allergies aux protéines plasmatiques
  - CGR irradiés : patients immunodéprimés
  - CGR congelés (< - 80 °C) : groupes rares

Concentrés de plaquettes

- Il existe 2 types de concentrés plaquettaires :
  - mélange de concentrés plaquettaires (MCP) : préparés à partir de 4-6 dons de sang total
  - concentré de plaquettes d'aphérèse (CPA) : provenant d'un donneur unique
- Les MCP et les CPA ont la même efficacité thérapeutique
- Les concentrés plaquettaires se conservent à + 15 °C sous agitation pendant 5 jours

Plasma frais congelé

- Viro-atténué ou sécurisé par quarantaine de 120 jours
- Il se conserve à - 30 °C pendant 1 an

Médicaments dérivés du sang

- Ils sont issus du fractionnement plasmatique et ont une durée de conservation longue
- Ils ne sont pas concernés par des contraintes de compatibilité immuno-hématologique

→ INDICATIONS DES TRANSFUSIONS DE PSL

Transfusion de CGR

- L'indication de CGR est conditionnée par le taux d'hémoglobine et la tolérance clinique cardiaque et neurologique vis-à-vis de l'anémie
- Le seuil transfusionnel d'hémoglobine validé par l'Afssaps est à :
  - 6 g/dL (7 g/dL en cas d'anémie aiguë) : en pratique, en hématologie, le seuil le plus souvent retenu pour transfuser est de 8 g/dL

- 8 g/dL en cas d'antécédent cardiovasculaire et chez les sujets âgés : en pratique, 9 g/dL chez le patient cardiaque ou tolérant mal l'anémie
- 1 CGR fait remonter le taux d'hémoglobine d'environ 1 g/dL chez un adulte de poids moyen

Transfusion de concentrés plaquettaires

- L'indication est le traitement curatif ou préventif des hémorragies chez des patients ayant une thrombopénie ou une thrombopathie (anomalie des fonctions plaquettaires)
- Seuil transfusionnel en chirurgie :
  - 50×10^9/L en général
  - 100×10^9/L pour la neurochirurgie et la chirurgie ophtalmologique (segment postérieur)
- Seuil transfusionnel en médecine :
  - 10×10^9/L en général
  - 20×10^9/L en cas de facteurs de risque comme la fièvre > 38,5 °C, l'HTA ou la présence de lésions à risque hémorragique
  - 50×10^9/L en cas de traitement anticoagulant ou de coagulopathie
- Les doses actuellement recommandées en France sont de $0{,}5$ à $0{,}7 \times 10^{11}$ pour 7 kg de poids, soit 1 unité de CPA/7 kg de poids
- La dernière numération plaquettaire et le poids du patient doivent figurer sur la prescription

Transfusion de plasma frais congelé

- Les indications sont définies par le texte de l'arrêté ministériel du 3 décembre 1991 :
  - coagulopathies graves de consommation, avec effondrement de tous les facteurs de coagulation
  - hémorragies aiguës, avec déficit global des facteurs de coagulation
  - déficits complexes rares en facteurs de coagulation, lorsque les fractions coagulantes spécifiques ne sont pas disponibles
- À ces indications, il faut ajouter le purpura thrombotique thrombocytopénique et le syndrome hémolytique et urémique
- Le PFC homologue ne doit jamais être utilisé comme soluté de remplissage
- La transfusion de PFC n'est recommandée qu'en cas d'association (accord professionnel) d'une anomalie profonde de l'hémostase avec :
  - soit une hémorragie
  - soit un geste à risque hémorragique
- L'indication doit figurer sur la prescription

PRESCRIPTION D'UNE TRANSFUSION

- Le prescripteur doit définir l'indication de la transfusion, vérifier les antécédents transfusionnels du patient et l'informer sur la nature et les risques potentiels de la transfusion
- Les examens biologiques prétransfusionnels doivent être prescrits et vérifiés
- Examens immunohématologiques :
  - groupage ABO et Rhésus D (double détermination sur 2 prélèvements distincts) : le groupage ABO comporte 2 techniques complémentaires :
    - le test de Beth-Vincent qui recherche la présence des antigènes A et B sur la membrane globulaire
    - le test de Simonin qui recherche la présence des anticorps naturels anti-A ou anti-B dans le sérum du patient
  - phénotypage érythrocytaire :
    - recherche des antigènes C-c-E-e du système Rhésus et du système Kell sur la membrane érythrocytaire

- si nécessaire (transfusions itératives, greffe, femme en âge de procréer), détermination des antigènes Duffy, Kidd, MNSs
- recherche d'anticorps irréguliers :
  - doit être réalisée avant toute transfusion érythrocytaire
  - les résultats des anticorps antiérythrocytes ne sont valables que pendant 72 h
- Examens sérologiques (avec le consentement du patient) : VIH, VHC, transaminases hépatiques
- L'ordonnance doit être nominative et comporter :
  - l'identification du patient
  - le nom et la signature du médecin prescripteur
  - le service
  - la nature et la quantité de PSL demandés
  - la date, l'heure ainsi que la date et l'heure prévues de transfusion
  - si nécessaire, l'indication (PFC), le poids et la numération plaquettaire (concentrés plaquettaires)
- Joindre à l'ordonnance la carte de groupage valide et les résultats de RAI < 72 h ou un échantillon de sang pour la réalisation de ces tests
- En cas d'urgence vitale et en l'absence de résultats disponibles de groupage et de RAI, on peut utiliser un produit de groupe O négatif ou positif sans hémolysine

→ RÉALISATION D'UNE TRANSFUSION

La réalisation d'une transfusion comporte différentes étapes de sécurité :
- à la réception, la conformité du produit, ses conditions de transport et de conservation doivent être vérifiées
- création d'un dossier transfusionnel
- ultime vérification au lit du malade :
  - de l'identité du malade
  - de l'identité du patient sur l'ordonnance
  - de la concordance du groupe sanguin sur la carte du patient et sur le produit
  - de la compatibilité ABO
- pose de la transfusion sous la responsabilité du médecin transfuseur qui doit se rendre immédiatement sur place

COMPLICATIONS DES TRANSFUSIONS

- Les complications transfusionnelles peuvent être de nature immunologique ou infectieuse ou peuvent être induites par surcharge
- On peut les étudier en 2 groupes selon la chronologie d'apparition :
  - complications précoces qui surviennent dans les premières 24 heures suivant la transfusion
  - complications tardives

→ COMPLICATIONS PRÉCOCES

Incompatibilité érythrocytaire

- Complication rare, d'origine immunologique
- Ces accidents peuvent être provoqués par un non-respect des procédures transfusionnelles standardisées ou par la méconnaissance d'une allo-immunisation
- Dans les minutes qui suivent la transfusion apparaissent :
  - des douleurs lombaires
  - des céphalées
  - des frissons et une hyperthermie
- Le risque majeur est un choc avec collapsus compliqué d'insuffisance rénale et de CIVD

Syndrome frissons-hyperthermie

- Complication d'origine immunologique : fièvre (38-40 °C) et frissons survenant pendant ou en fin de transfusion
- Ces symptômes ne sont pas accompagnés de douleurs lombaires, ni d'un état de choc
- Dans la majorité des cas, l'étiologie reste inconnue mais il peut être théoriquement expliqué par une incompatibilité leucoplaquettaire ou par la présence de cytokines dans les CPA ou par un anticorps antiérythrocytaire
- L'évolution est simple sous traitement symptomatique : antipyrétiques ± Polaramine®

Réactions allergiques

- Manifestations allergiques de type érythème, prurit, urticaire, le plus souvent bénignes
- Rares cas d'œdème de Quincke ou de choc anaphylactique observés
- Il s'agit d'une allergie contre certaines protéines sériques (par exemple, déficit en IgA)

Détresse respiratoire aiguë post-transfusionnelle (TRALI)

- Complication rare et grave, liée à des anticorps antileucocytes présents dans le produit sanguin transfusé et responsables d'un œdème pulmonaire lésionnel
- Elle nécessite le plus souvent une prise en charge en réanimation du fait de l'importance de l'hypoxémie

Œdème aigu du poumon

- Il est expliqué par surcharge, survenant essentiellement chez des sujets insuffisants cardiaques
- À prévenir par la prescription de diurétiques entre les poches de CGR

Infections bactériennes

- Contamination du produit transfusé par des germes Gram positif de type staphylocoque (germes cutanés) ou par des germes Gram négatif de type *Yersinia enterocolitica* qui pousse à + 4 °C
- Elles peuvent être graves et entraîner un choc septique

COMPLICATIONS TARDIVES

Infections virales

- Les principaux virus transmissibles sont VIH, VHB, VHC, CMV, HTLV-1, parvovirus B19
- La contamination virale est actuellement exceptionnelle :
  - VIH : 1/3 150 000
  - VHB : 1/640 000
  - VHC : 1/10 000 000
- Ceci, grâce aux différents procédés de sécurisation des produits de transfusion comme la sélection des donneurs, la réalisation systématique d'une série de sérologies et le dépistage systématique du génome viral pour le VIH et le VHC
- La contamination par des agents non conventionnels de type prion est une complication possible de la transfusion sanguine

Hémochromatose post-transfusionnelle

- Complication des transfusions érythrocytaires multiples en cas d'anémie chronique
- Elle a les mêmes conséquences que l'hémochromatose génétique
- La surcharge martiale doit être surveillée et traitée par des chélateurs du fer

CONDUITE À TENIR DEVANT UNE TRANSFUSION MAL TOLÉRÉE

- Devant l'observation d'un des signes cliniques habituellement observés chez des patients présentant une complication immédiate de la transfusion :
  - hyperthermie avec ou sans frissons
  - douleur lombaire
  - douleur thoracique, tachycardie
  - dyspnée
  - signes de choc
  - signes allergiques
  - saignements (aux points de ponction)
- Arrêter immédiatement la transfusion
- Maintenir la voie d'abord
- Examen clinique avec pouls, tension, température ; surveiller l'hémodynamique et la diurèse
- Traitement de choc si nécessaire
- Vérifier concordance groupe carte et groupe poche
- Recueillir les éléments de confirmation biologique du diagnostic
- Traitement adapté selon le type de complication
- Déclaration dans les 6 h au réseau d'hémovigilance

HÉMOVIGILANCE

- L'hémovigilance correspond à l'ensemble des procédures de surveillance organisées depuis la collecte du sang et de ses composants jusqu'au suivi des receveurs, en vue de recueillir et d'évaluer les informations sur les effets inattendus ou indésirables résultant de l'utilisation thérapeutique des produits sanguins labiles et d'en prévenir l'apparition, ainsi que les informations sur les incidents graves ou inattendus survenus chez les donneurs
- L'hémovigilance est un élément de la sécurité transfusionnelle

291

Adénopathie superficielle

Objectif

- **Devant une adénopathie superficielle, argumenter les principales hypothèses diagnostiques et justifier les examens complémentaires pertinents**

DÉFINITIONS

- Une adénopathie superficielle correspond à une augmentation du volume d'un ou de plusieurs ganglions lymphatiques
- Ganglion considéré comme pathologique si supérieur à 1 cm
- Il est important de faire un diagnostic positif d'adénopathie et d'éliminer les causes non ganglionnaires de tuméfaction
- Ceci est surtout vrai pour une adénopathie isolée
- Siège cervical :
  - particularité anatomique : grande corne de l'os hyoïde, bulbe carotidien
  - tuméfaction de la glande sous-maxillaire
  - tumeur de la parotide
  - tumeur vasculaire ou nerveuse au niveau jugulocarotidien
  - kystes congénitaux (kyste amygdaloïde)
  - tumeur thyroïdienne, kyste du tractus thyréoglosse
  - tumeur du plexus brachial en sus-claviculaire
- Siège axillaire : hydro-adénite
- Siège inguinal : hernie, anévrisme
- Pour tout siège : lipome

CONDUITE À TENIR

- Importance de l'interrogatoire
- Âge
- Mode de vie :
  - contact avec des animaux : morsures, griffures
  - voyage récent
  - facteur de risque de maladie sexuellement transmissible
- Médicaments
- Antécédents, notamment néoplasiques, d'adénopathie
- Facteurs de risque de cancer : tabagisme, éthylisme
- Caractère évolutif aigu ou chronique (> 1 mois)
- Contexte clinique : infectieux (fièvre), signes pouvant orienter vers une maladie de système

- Signes généraux : altération de l'état général, perte de poids, sueurs nocturnes, fièvre

EXAMEN CLINIQUE

- Il est important de connaître les aires ganglionnaires et leur zone de drainage
- Caractère de l'adénopathie :
  - nombre : unique, multiple, unilatérale, bilatérale
  - dimensions : d'emblée de taille importante (> 2 cm)
  - caractère asymétrique
  - évolution de la taille dans le temps
  - consistance : fluctuante, ferme, dure, sensible
  - adhérence ou non : à la peau, au plan profond (structure musculaire ou vasculaire)
  - site : d'emblée grave pour une adénopathie sus-claviculaire gauche (ganglion de Troisier), évocatrice d'une métastase ganglionnaire d'une néoplasie sous-diaphragmatique
- Examen locorégional en cas d'adénopathie unique
- Examen des autres organes lymphoïdes : ORL, foie, rate, ensemble des aires ganglionnaires
- À notifier sur un schéma daté
- Les examens complémentaires à demander dépendent beaucoup du contexte clinique

AU TERME DE CE BILAN CLINIQUE, TROIS NOTIONS IMPORTANTES

- Ne pas passer à côté d'un diagnostic grave :
  - hémopathie lymphoïde ou hémopathie aiguë
  - cancer avec adénopathie dans le territoire de drainage ou métastatique
  - VIH
  - tuberculose, syphilis
  - sarcoïdose
- Connaître les critères d'adénopathie tumorale :
  - taille d'emblée importante, d'évolution chronique, dure, indolore, d'abord petite et mobile puis rapidement extensive et fixée au plan profond et à la peau
  - site hautement suspect : ganglion sus-claviculaire gauche (Troisier)
- En cas d'adénopathie compressive :
  - urgence diagnostique et thérapeutique
  - compressions vasculaires et neurologiques

DIAGNOSTIC

On définit dans un premier temps deux grands cadres, où le diagnostic est d'emblée évident, et un troisième cadre, où il n'apparaît pas de cause évidente.

→ ADÉNOPATHIE LOCALISÉE DANS UN CONTEXTE INFECTIEUX AIGU (< 1 MOIS)

- Caractère aigu :
  - spontanément douloureux ou à la palpation

- peau rouge, chaude, légèrement infiltrée
- l'adénopathie est ferme mais encore mobile par rapport au plan profond

• Recherche du foyer infectieux dans le territoire de drainage :
- infection dentaire, oropharyngée (angine), rhinopharyngée (adénoïdite)
- infection cutanée : impétigo, plaie cutanée, dermatose, intertrigo, furoncle, panaris, abcès, lésion de grattage
- contamination animale : maladie des griffes du chat, tularémie, pasteurellose
- syphilis : chancre buccal (amygdalien) ou génital avec adénopathie inguinale

• Il est important, à distance du traitement, de s'assurer de la régression de l'adénopathie et du foyer infectieux

→ ADÉNOPATHIE D'ASPECT TUMORAL D'UN CANCER LOCORÉGIONAL OU MÉTASTATIQUE

• Caractère tumoral de l'adénopathie :
- importance du territoire de drainage de l'adénopathie
- terrain
- signes associés
- le bilan est d'emblée orienté vers la néoplasie suspectée, notamment la biopsie diagnostique

• Au niveau cervical :
- cancer de la cavité buccale, pharynx : par exemple :
  - homme, intoxication éthylotabagique
  - signes associés (dysphagie, otalgie, dysphonie...)
  - nécessite un examen ORL et stomatologique complet, une endoscopie des voies aérodigestives supérieures
  - scanner ORL, cervical et thoracique
  - biopsie des lésions suspectes
- cancer de l'hypopharynx, du larynx, du cavum
- cancer des glandes salivaires : parotide et sous-maxillaire
- cancer du sinus maxillaire, ethmoïde
- cancer de la thyroïde

• Au niveau sus-claviculaire : cancer digestif, pulmonaire, pelvien (ovaire), testicule, sein
• Au niveau axillaire : cancer du sein
• Au niveau inguinal : organes génitaux externes, canal anal
• Cancer cutané :
- mélanome ou carcinome spinocellulaire
- territoire de drainage de la lésion cutanée

→ ADÉNOPATHIE SANS CAUSE LOCALE ÉVIDENTE INFECTIEUSE OU NÉOPLASIQUE OU PRÉSENCE DE POLYADÉNOPATHIES

Premier bilan

• Il faut prescrire : NFP, sérologie VIH, radiographie pulmonaire, bilan inflammatoire (CRP, VS, fibrinogène, EPP)

• Analyse de la NFP :
- analyse du frottis sanguin, recherche de bicytopénie, pancytopénie, blastes : hémopathie aiguë ou envahissement médullaire par une hémopathie lymphoïde (lymphome) ?
- hyperlymphocytose : syndrome lymphoprolifératif (LLC, lymphome...) ?
- syndrome mononucléosique : sérologie EBV (mononucléose infectieuse et autres étiologies des syndromes mononucléosiques)

• Sérologie VIH : peut correspondre à une primo-infection VIH
• Radiographie pulmonaire : recherche d'une masse médiastinale, image évocatrice de sarcoïdose, de tuberculose ?

- Un syndrome inflammatoire n'est pas spécifique mais il incite à poursuivre le bilan

Ce premier bilan n'apporte pas d'orientation

La ou les adénopathies peuvent être d'emblée d'allure tumorale :
- le contexte clinique peut être évocateur d'un lymphome hodgkinien (adulte jeune, prurit...) ou non hodgkinien (symptôme B...)
- indication de biopsie ganglionnaire d'emblée
- une cytoponction ganglionnaire peut être réalisée avant mais elle n'a qu'une valeur d'orientation :
  - l'adénogramme permet une analyse cytologique et une analyse bactériologique
  - pour les lymphomes, elle ne dispense pas d'une biopsie ganglionnaire

Bilan à poursuivre

- Recherche de syphilis : VDRL-TPHA
- Sérologie de la toxoplasmose
- Cutiréaction tuberculinique avec les résultats de la RP
- Ponction ganglionnaire :
  - présence de pus :
    - documentation infectieuse
    - aseptique : maladie des griffes du chat
    - nécrose caséeuse : tuberculose
    - cancer nécrosé, notamment pour les localisations ORL
  - cellules tumorales : métastases de cancer, hémopathie
  - aspect lymphocytaire : biopsie ganglionnaire nécessaire
- Avant la ponction :
  - bilan d'hémostase
  - s'assurer qu'il s'agit bien d'une adénopathie

Le contexte clinique peut évoquer des pathologies plus rares

- Maladie de système : polyarthrite rhumatoïde, syndrome de Gougerot-Sjögren, lupus
- Maladie de Castleman, maladie de Kikuchi, histiocytose sinusale de Rosai-Dorfman dont le diagnostic est porté sur la biopsie ganglionnaire
- Médicaments : anticonvulsivant, sels d'or
- Infection : brucellose, mycobactériose, leishmaniose

Pas d'orientation au terme du bilan, notamment la ponction ganglionnaire

- Après 1 mois de délai, en cas de persistance de la ou des adénopathies, il y a une indication de biopsie ganglionnaire
- En cas d'aspect inflammatoire sur cette biopsie ganglionnaire : prévoir de revoir le patient dans 2 à 3 mois

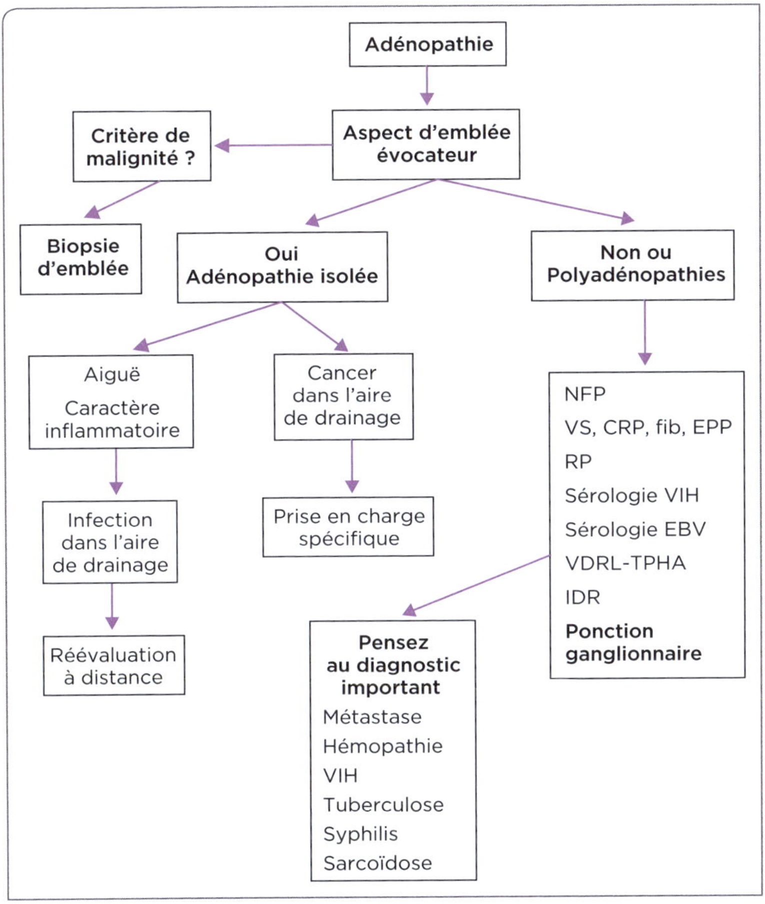

Démarche diagnostique devant une adénopathie superficielle

297 Anémie

Objectifs

- **Devant une anémie, argumenter les principales hypothèses diagnostiques et justifier les examens complémentaires pertinents**
- **Argumenter l'attitude thérapeutique dans les anémies carentielles et planifier leur suivi**

GÉNÉRALITÉS

DÉFINITIONS

- Taux d'**hémoglobine** dans l'anémie :
  - < 13 g/dL chez l'homme
  - < 12 g/dL chez la femme et l'enfant
  - < 10,5 g/dL chez la femme enceinte
  - < 14 g/dL chez le nouveau-né
- Caractéristiques de l'anémie :
  - **CCMH** : hypochrome si < 32 %, normochrome ente 32 et 36 %
  - **VGM** : microcytaire si < 80 μ^3, normocytaire entre 80 et 100 μ^3, macrocytaire si > 100 μ^3
  - réticulocytes : arégénérative si réticulocytes < 120 G/L (120 000/mm^3), régénératives (en général) si réticulocytes > 150 G/L

SIGNES CLINIQUES ET ÉLÉMENTS DE TOLÉRANCE

- L'hémoglobine a pour principale fonction de transporter l'oxygène aux tissus
- **Signes cliniques d'anémie :** pâleur, tachycardie, souffle systolique fonctionnel, soif, dyspnée, hypotension, choc, angor
- **Facteurs aggravant la tolérance de l'anémie :** âge, activité physique, degré d'anémie et rapidité d'installation, terrain cardiovasculaire

PHYSIOLOGIE DU GR

- Structure :
  - disque biconcave, circulaire sur une lame, forme régulière, 7,5 µm de diamètre, orangé (acidophile) au MGG ; tous les GR sont de même couleur, forme et taille
  - membrane bilipidique avec cholestérol et protéines + mucopolysaccharides externes (antigènes des groupes sanguins)
  - sous la membrane : protéines du cytosquelette permettant leur plasticité (les GR passent dans des capillaires de 3 µm de diamètre)
  - contenu du cytoplasme : hémoglobine +++, eau, ions, enzymes et glucose

- cellule dépourvue de noyau qui est perdu entre érythroblaste acidophile et réticulocyte
- les résidus de noyau (corps de Jolly) ou des grains de fer peuvent persister lorsque les GR sortent de la moelle : ils sont éliminés par les macrophages de la rate

• Métabolisme : le GR doit :
- lutter contre l'oxydation de l'Hb et du fer : systèmes réducteurs (NADH et NADPH)
- lutter contre l'hyperhydratation : pompes à Na+, ATP-dépendante
- produire de l'énergie : glycolyse **par voie de la pyruvate kinase (PK) (90 %) et voie accessoire de la G6PD**

Toute anomalie de la structure du GR ou de son fonctionnement (membrane, cytosquelette, hémoglobine, enzymes importantes du métabolisme) entraîne sa mort par hémolyse.

→ ÉRYTHROPOÏÈSE

- Ensemble des mécanismes conduisant à la synthèse des GR
- Permanent : chaque jour 1/120 des GR meurent et sont remplacés
- Lignée érythroblastique, dans la moelle osseuse
- Diminution de taille au fur et à mesure de la différenciation
- Sous l'influence d'hormones (EPO +++, androgènes), du fer, des vitamines B6 et B12 et des folates

Régulation de l'érythropoïèse

- L'érythropoïétine **(EPO)** est produite par les cellules péritubulaires rénales en réponse à l'hypoxie tissulaire en l'absence d'insuffisance rénale
- L'EPO déclenche la différenciation des proérythroblastes à partir des CFU-E. Elle permet aussi d'augmenter la vitesse de synthèse de l'Hb et la sortie des réticulocytes de la moelle
- Autres hormones : les **androgènes** augmentent la synthèse d'EPO et l'érythropoïèse directement, de même que l'**hormone de croissance hypophysaire** et les **hormones thyroïdiennes**

Toute diminution de ces hormones peut être responsable d'anémie.

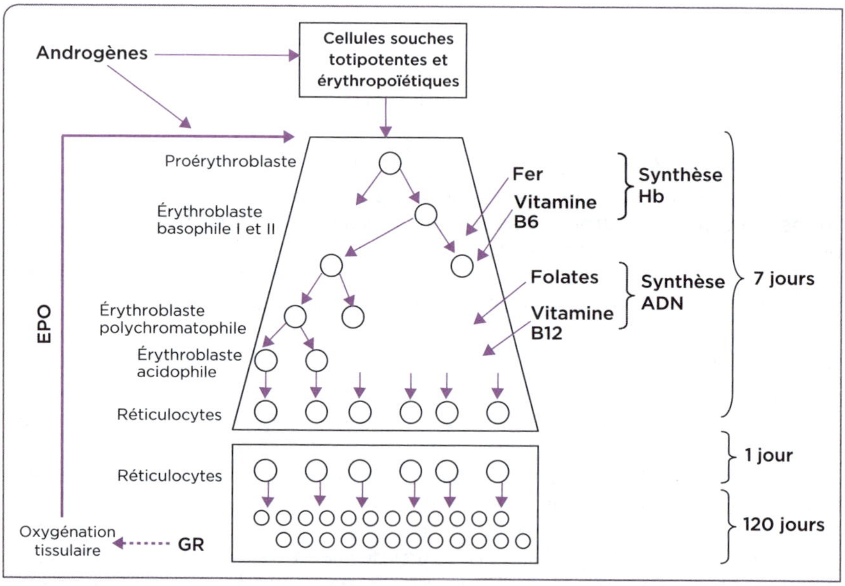

Synthèse des globules rouges, d'après *Hématologie et transfusion*, collection « Abrégés connaissances et pratiques », Elsevier-Masson, 2008

Synthèse de l'hémoglobine

- L'hémoglobine est constituée de :
  - 4 molécules de **globine** dont la synthèse requiert des gènes de globine fonctionnels
  - 4 molécules d'**hème** dont la synthèse requiert du **fer ferreux**
- La **vitamine B6** jouerait un rôle dans l'incorporation du fer dans le GR

Synthèse de l'ADN

- Les précurseurs des GR se divisent jusqu'à l'érythroblaste acidophile qui ne se divise pas mais expulse son noyau pour donner le réticulocyte
- La synthèse de l'ADN nécessite des **folates** et de la **vitamine B12**
- Elle est synchronisée avec la différenciation du cytoplasme (synthèse d'Hb) : arrêt de la division lorsque la concentration cytoplasmique en Hb (CCMH) atteint 32 à 36 %
- **Tout asynchronisme est pathologique :**
  - le VGM dépend du nombre de mitoses : si elles augmentent, le VGM diminue et inversement
  - si la synthèse de l'Hb est diminuée, le CCMH atteint plus lentement 32 à 36 %, le nombre de mitoses augmente, conduisant à une microcytose
  - si la synthèse d'ADN est altérée, le nombre de mitoses diminue, conduisant à une macrocytose
  - l'augmentation du taux d'érythropoïétine accélère la maturation et, donc, diminue les mitoses et favorise la macrocytose

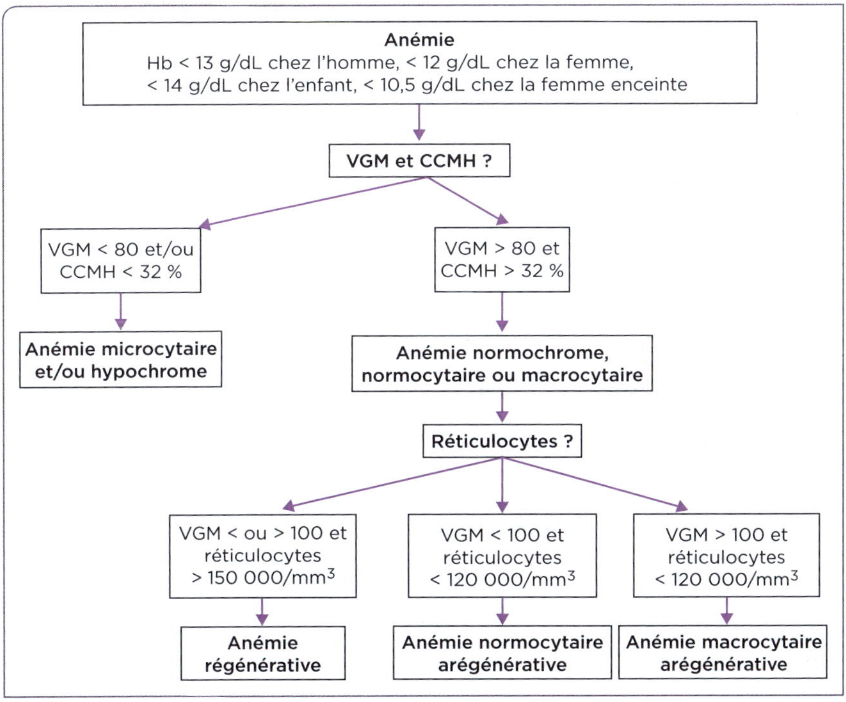

Démarche diagnostique initiale devant une anémie

ANÉMIE MICROCYTAIRE ET/OU HYPOCHROME

DÉFINITION

- Anémies microcytaires (VGM < 80 μ^3) et/ou hypochromes (CCMH < 32 %)
- Liées à un défaut de synthèse de l'hémoglobine (hème ou globine)
- Toujours d'origine centrale donc arégénératives (aucun intérêt à doser les réticulocytes)

MÉCANISMES ET PHYSIOPATHOLOGIE

Synthèse de l'hème

- Elle a lieu dans les mitochondries des érythroblastes, à partir de la glycine et de l'acide succinique : synthèse des porphyrines
- Le **fer ferreux** incorporé dans la **protoporphyrine III** réalise l'hème
- La vitamine B6 est le coenzyme de l'ALA-synthétase et de l'hème synthétase, enzymes nécessaires à la synthèse de l'hème
- Quatre molécules d'hème par hémoglobine (une dans chaque protéine de globine)

Métabolisme du fer

- Apports exogènes :
  - environ 10 % absorbés au niveau du duodénum (1 mg/j chez l'homme et 2 à 3 mg/j chez la femme)
  - la séparation du fer des protéines alimentaires a lieu dans l'estomac (suc gastrique)
- **Recyclage** du fer relargué par la lyse physiologique des GR (1/120/j) *via* les macrophages de la rate et du foie (10 à 30 mg/j)
- Pertes physiologiques : 1 à 3 mg/j
- Fer pris en charge dans le sang par un transporteur, la **transferrine** ou **sidérophiline** (capacité totale de fixation : 60 à 75 µmol/L, le tiers de son potentiel), qui libère le fer au niveau des érythroblastes en se fixant sur son récepteur (TfR) à leur surface puis repart, désaturée
- Concentration de fer sérique toujours associée dans le plasma à la sidérophiline : de 11 µmol/L (femme) et 12,5 µmol/L (homme) à 34 µmol/L (23 ± 11 µmol/L)
- Réserves de **fer** :
  - ferritine au niveau des macrophages du foie, de la rate et la moelle osseuse (0,6 à 1,2 g), réserve rapidement disponible
  - hémosidérine, lentement disponible
- Régulation du **métabolisme du fer** :
  - *via* la transferrine :
    - sa synthèse et sa capacité de fixation augmentent en cas de carence, permettant une augmentation de l'absorption
    - cependant, mécanisme limité (maxi : 5 à 10 mg/j), ce qui explique les carences en cas de saignement chronique (5 mg de fer = 10 mL de sang)
  - *via* l'hepcidine :
    - synthétisée dans le foie en réponse à des signaux inflammatoires (IL6 +++)
    - elle diminue l'absorption du fer au niveau intestinal et augmente la rétention dans les macrophages
  - inflammation : en plus de son rôle *via* l'hepcidine, elle diminue la synthèse de transferrine (par augmentation de la ferritine) et augmente son catabolisme, d'où capacité totale de fixation diminuée
  - molécule HFE : elle module l'efficacité du TfR à la surface des érythrocytes

INTERPRÉTATION DU BILAN MARTIAL

	CARENCE MARTIALE	INFLAMMATION
Fer sérique (N > 11 µmol/L ♀ et > 12,5 µmol/L ♀)	↓	↓
CTF (N : 60 à 75 µmol/L)	↑	↓
Ferritinémie	↓ < 10 ng/mL	↑ > 300 ng/mL

CAUSES D'ANÉMIE MICROCYTAIRE PAR DÉFAUT DE SYNTHÈSE DE L'HÈME

Carence martiale

Causes

- Par augmentation des besoins :
  - nourrisson
  - adolescent
  - grossesse
  - dons de sang rapprochés
- Par pertes :
  - gynécologiques chez la femme : ménorragies fonctionnelles, fibrome, cancer
  - digestives : ulcère, cancer de l'estomac, varices œsophagiennes, hernie hiatale, hémorroïdes, cancer du côlon et du rectum, polypose, rectocolite hémorragique, tumeur du grêle, ankylostomiase
  - autres : épistaxis chronique (Rendu-Osler), hémosidérose pulmonaire, hématurie chronique, saignement volontaire caché (psychiatrique)
- Par malabsorption :
  - maladie cœliaque, gastrectomie

Bilan étiologique

- Interrogatoire +++
- Chez la femme : commencer par l'examen gynécologique (8 à 10 % des femmes en période d'activité génitale ont une anémie ferriprive)
- Endoscopies digestives, dans l'ordre :
  - FOGD
  - coloscopie
  - transit du grêle
  - vidéocapsule
- Rechercher l'ankylostomiase dans les populations exposées (Antillais, mineurs de fond)
- Autres explorations :
  - ORL
  - pulmonaires
  - urologiques en fonction des symptômes

Traitement

- Supplémentation en fer :
  - fer élément
  - 100 à 200 mg/j
  - *per os*, au milieu des repas, en fractionné
  - pendant 4 mois
  - effets secondaires : coloration des selles en noir, troubles digestifs (nausées, douleurs épigastriques, constipation ou diarrhée)

- bilan après 4 mois : NFS, fer sérique et CTF ou ferritinémie
- indication fer injectable : inefficacité du fer *per os* (malabsorption +++) ou intolérance de la forme orale

- Traitement de la cause +++

Syndrome inflammatoire

Tableau biologique

Augmentation : VS, CRP, fibrine, $\alpha 2$-globulinémie.

Causes

- Maladies rhumatismales
- Maladies auto-immunes
- Infections
- Lymphome, Hodgkin +++, cancer

Autres causes d'anémie microcytaire hypochrome

Certaines anémies sidéroblastiques

- Caractérisées par une dysérythropoïèse (mort intramédullaire des érythroblastes) avec accumulation des grains de fer soit dans les mitochondries, soit en couronne autour du noyau : sidéroblastes en couronne (habituellement, les grains de fer sont répartis dans le cytoplasme de manière très irrégulière)
- Génétiques :
  - anémie vers 20/30 ans, sexe masculin +++ (il semble que la transmission est récessive liée au sexe)
  - anémie profonde (7 g/dL)
  - microcytaire
  - arégénérative
  - fer sérique élevé
  - défaut de synthèse de l'hème avec de nombreux sidéroblastes en couronne au sein d'une moelle érythroblastique, possiblement améliorée par supplémentation en vitamine B6
- Acquises (SMD), plus fréquentes, généralement macrocytaires

Carence en vitamine B6

Cause théorique mais rarement responsable d'anémie, les autres manifestations de la carence précèdent toujours de beaucoup l'anémie.

Porphyries

- Maladies qui peuvent être primitives ou secondaires à la prise de certains médicaments (fongicides ++) ou à une intoxication au plomb
- Seule la maladie de Gunther (porphyrie érythropoïétique congénitale) comporte des anomalies hématologiques

→ CAUSES D'ANÉMIE MICROCYTAIRE PAR DÉFAUT DE SYNTHÈSE DE LA GLOBINE

Synthèse de la globine

- Composée de 2 dimères : $\alpha 2\beta 2$ (HbA), $\alpha 2\delta 2$ (HbA2) ou $\alpha 2\gamma 2$ (HbF)
- 2 gènes α identiques sur chaque chromosome 16
- 1 gène β et δ et 2 gènes γ sur chaque chromosome 11
- Association des chaînes α et non-α :
  - il existe une coordination dans la synthèse des chaînes non-α
  - en cas de diminution de l'activité de l'un des gènes, on observe une augmentation de l'activité de l'un ou des deux autres
- Diminution de l'Hb fœtale (prédominante chez le fœtus) à partir de la fin de la gestation/naissance et synthèse de l'HbA pour atteindre les valeurs de l'adulte à partir de 6 mois

- À l'age adulte :
  - HbA : 97 à 99 %
  - HbA2 : 1 à 3,5 %
  - HbF : traces

Caractéristiques communes des thalassémies

- Liées à des mutations (hétérogénéité +++) des gènes de la globine conduisant à l'absence ou à la nette diminution de la synthèse de la protéine correspondante
- Conséquences :
  - défaut de synthèse de l'hémoglobine
  - hémolyse des érythroblastes et des GR contenant un excès de chaîne homologue (chaîne α dans les β et $\beta\delta$-thalassémies et chaîne β ou δ dans les α-thalassémies) chez l'homozygote ou en cas d'HbH ($\beta4$)
  - dans les β-thalassémie uniquement : augmentation compensatrice de la synthèse des chaînes non-α voisines (δ ou γ), insuffisante toutefois pour empêcher la synthèse de chaînes α en excès

Thalassémies (Bassin méditerranéen +++)

Thalassémie homozygote ou maladie de Cooley

- Dès la petite enfance, AEG, anémie microcytaire, hypochrome, hypersidérémique, modérément régénérative, hyperhémolyse, anisopoïkilocytose
- Faciès mongoloïde, crâne en tour, aspect en poils de brosse du crâne (hyperplasie médullaire) et SPM
- Mortelle avant 20 ans (hémochromatose), allogreffe à discuter
- HbA absente (β-) ou diminuée (β+)
- HbA2 : 5 à 10 %
- HbF : 30 à 80 %

Thalassémie hétérozygote ou mineure (la plus fréquente)

- Très bien toléré +++
- Microcytose sans anémie ou avec anémie modérée (11-12 g/dL)
- Pseudo-polyglobulie microcytaire
- Parfois hypochromie et anisopoïkilocytose
- HbA diminuée
- HbA2 > 3,5 %
- HbF possiblement augmentée

Thalassémies (surtout fréquente en Grèce)

- $\beta\delta$-thalassémie homozygote :
  - hémolyse chronique microcytaire, SPM, anémie vers 8-9 g/dL
  - augmentation de l'HbF sans HbA2
- $\beta\delta$-thalassémie hétérozygote :
  - comme la β-thalassémie hétérozygote sans HbA2

Thalassémies

- Atteinte de 4 gènes α : létale avant la naissance
- Atteinte de 3 gènes α sur 4 :
  - anémie microcytaire, hémolyse et SPM
  - HbH ($\beta4$) : 10 à 30 %
  - HbA : 70 %
- Atteinte de 1 ou 2 gènes α sur 4 : microcytose sans anémie

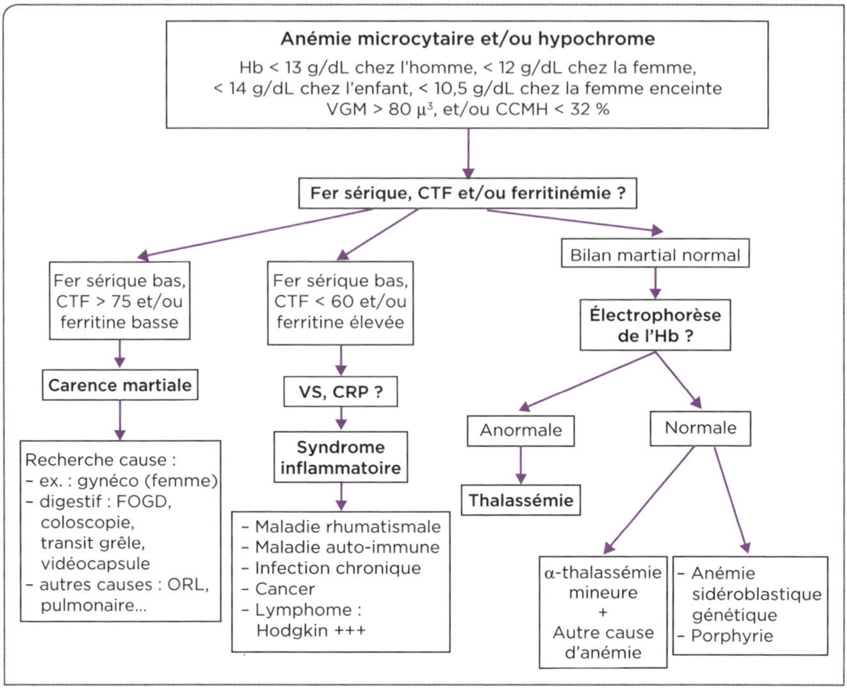

Démarche diagnostique initiale devant une anémie microcytaire

ANÉMIE NORMOCHROME, NORMOCYTAIRE OU MACROCYTAIRE

DÉFINITION

- Anémie normochrome (CCMH : 32 à 36 %), normocytaire (VGM : 80 à 100 µ³) ou macrocytaire (VGM > 100 µ³)
- Régénérative ou non
- **Le 1er examen à demander est le dosage des réticulocytes. Ils permettent de distinguer les anémies régénératives des anémies arégénératives**

ANÉMIES NORMOCHROMES, NORMOCYTAIRES OU MACROCYTAIRES RÉGÉNÉRATIVES

- Réticulocytes > 120 000/mm³, en général > 150 000/mm³
- VGM normal ou modérément augmenté
- Il n'existe que 3 causes :
  - hémorragie aiguë
  - hémolyse
  - régénération d'une anémie de cause centrale

Hémorragies aiguës

- Diagnostic retenu après avoir éliminé une hémolyse : haptoglobine normale, bilirubine libre normale

- Interrogatoire : hémorragie extériorisée (hématémèse, méléna, épistaxis, hémoptysie...) ?
- Examen clinique : TV, TR
- Examens d'imagerie orientés ou probabilistes (digestif ++)

Anémie hémolytique

- Confirmée par **haptoglobine effondrée** et **bilirubine libre augmentée**
- Toujours éliminer une hémorragie associée, notamment profonde
- Peut être liée à une anomalie du GR (corpusculaire) ou à une destruction des GR par un facteur externe (extracorpusculaire)

Hémolyses corpusculaires

- Liées à un défaut du métabolisme du GR ou de l'intégrité de l'hémoglobine
- Associées à un tableau d'hémolyse chronique (splénomégalie fréquente, augmentation de l'hémoglobine libre, hypocholestérolémie, risque de lithiase vésiculaire) diagnostiqué plus ou moins rapidement selon la fréquence des crises d'hémolyse (depuis la petite enfance jusqu'à l'âge adulte)

Anomalie des enzymes

- Déficit en G6PD :
  - Bassin méditerranéen, Afrique et Asie
  - lié à l'X (symptomatique essentiellement chez l'homme)
  - hémolyse favorisée par la prise de certains médicaments ou de fèves (favisme méditerranéen)
  - ou par certaines infections virales
- Déficit en pyruvate kinase : plus rare, transmission autosomale récessive

Anomalies de la membrane

- Minskowski-Chauffard +++ (présence de microsphérocytes au frottis), transmission le plus souvent dominante
- Autres anomalies de la membrane : acanthocytose, elliptocytose
- Tests diagnostiques : autohémolyse *in vitro* des GR corrigée en présence de glucose ou ektacytométrie (diagnostic plus précis)

Anomalies de l'hémoglobine

- Drépanocytose : hémoglobine S liée à une mutation ponctuelle d'une valine à la place d'une glutamine en position 6 de la chaîne β de la globine :
  - caractérisée par la formation d'hématies falciformes ou drépanocytes qui bloquent les petits vaisseaux (crises vaso-occlusives, favorisées par l'hypoxie et la fièvre) : à terme, asplénie (infarctus spléniques) et risque infectieux
  - seuls les homozygotes sont malades
  - chez les hétérozygotes, l'HbA > 50 % empêche la formation des chaînes d'HbS
  - un taux d'HbF élevé a aussi un effet protecteur
- Hémoglobines instables : mutations de liaisons fortes entre chaînes α et β de la globine ou de la poche de l'hème
- Thalassémies homozygotes
- Porphyries

Maladie de Marchiafava-Micheli

- Défaut en molécules d'ancrage (GPI) pour certaines protéines à la surface des GR, notamment des inhibiteurs du système du complément (CD55, CD59), d'où une hémolyse accrue des GR, en particulier en milieu acide : hémoglobinurie paroxystique nocturne (HPN)
- Test diagnostique : déficit d'expression de protéines ancrées par les GPI sur les GB et les GR analysé en cytométrie de flux. En pratique : CD14 sur les monocytes et/ou CD16 sur les PNN, plus facile que CD55 et CD59 sur les GR

Hémolyses extracorpusculaires

Elles sont liées à la lyse des GR par un agent externe : anticorps, toxine, parasite, agent toxique, obstacle mécanique.

Hémolyses immunologiques

- Dues à la fixation d'anticorps sur le GR induisant sa destruction :
  - soit directement, par fixation du complément (hémolyse intravasculaire ++)
  - soit par phagocytose par les macrophages de la rate et du foie (hémolyse intratissulaire +++)
- Elles sont réparties en 3 catégories

Hémolyses allo-immunes

- Ac naturel ou acquis dirigé contre un Ag érythrocytaire étranger
- Après transfusion de GR incomplètement compatibles
- Anémie hémolytique périnatale : Ac maternels dirigés contre les Ag du fœtus (Rhésus ++)
- Après allogreffe de MO (en général quand A ou B dans O)

Hémolyses immuno-allergiques

- Dues à la fixation passive d'un complexe Ag/Ac sur la surface du GR
- L'Ac ne reconnaît pas d'Ag du GR :
  - soit c'est l'Ag (allergène) qui s'est fixé passivement à la surface du GR (pénicilline et bêtalactamines, érythromycine, cyclines, cisplatine)
  - soit c'est le complexe Ag/Ac qui s'est fixé passivement à la surface du GR (autres causes médicamenteuses : quinine, sulfamides, rifampicine)

Hémolyses auto-immunes +++

- Synthèse incontrôlée d'un Ac dirigé contre un Ag normal des GR d'un même patient
- C'est une maladie auto-immune de mécanisme mal connu
- Le diagnostic positif des anémies hémolytiques auto-immunes repose sur la démonstration de la présence d'un Ac dirigé contre un Ag érythrocytaire autologue :
  - test de Coombs direct :
    - incubation des GR du patient avec un sérum de lapin contenant des Ig anti-Ig humaines
    - l'agglutination des GR (Coombs positif) signe la présence d'Ac à la surface des GR, tandis que son absence (Coombs négatif) permet de l'infirmer
    - l'utilisation d'Ac spécifiques anti-IgG, IgM, IgA ou anticomplément permet de déterminer le type d'Ac
  - test de Coombs indirect :
    - incubation du sérum du patient avec un panel de GR portant des antigènes connus puis adjonction d'un sérum de lapin anti-Ig humaines
    - l'agglutination signe la présence d'Ac anti-GR dans le sérum du patient
    - utilisé pour les RAI
  - test d'élution : décrochage des Ac dans un tampon d'élution (basique) puis détermination du type d'Ac (sérum anti-IgG, IgM ou anticomplément) et de sa spécificité (test de Coombs indirect sur GR de phénotype connu)
  - on distingue :
    - AC chauds : fixation et hémolyse à 37°C, IgG +++
    - AC froids : fixation à froid (amplitude thermique variable) et hémolyse à 37°C, IgM +++
- Étiologies des anémies hémolytiques auto-immunes :
  - hémopathies lymphoïdes (IgG + C' anti-Rh ou IgM + C') :
    - LLC
    - Waldenström
    - LNH : surtout LNH T
    - Hodgkin (rare)

- maladies auto-immunes (IgG anti-Rh) :
  - lupus
  - syndrome d'Evans
  - sclérodermie
  - rectocolite hémorragique
- infections :
  - virales : CMV, MNI (IgM ou IgG anti-I), infection rhinopharyngée de l'enfant (IgG + C' anti-P)
  - bactériennes : mycoplasmes (IgG + C' anti-I), syphilis (IgG + C' anti-P)
- médicaments :
  - alpha-méthyldopa (Aldomet® : 1 % des patients) ou lévodopa (L-Dopa) (IgG anti-Rh)
  - acide méfénamique (Ponstyl®)
- tumeur :
  - ovaire
- idiopathiques, les plus fréquentes :
  - maladie chronique des agglutinines froides (IgM monoclonale anti-I) avec risque d'évolution vers une maladie de Waldenström
  - auto-immunisation isolée IgG ou IgM ou C' ou mixte

Hémolyses mécaniques

- Sur valve cardiaque
- Microangiopathie thrombotique ou syndrome hémolytique et urémique

Hémolyses d'origine infectieuse

- Bactéries (*Clostridium perfringens*)
- Parasites (paludisme +++)

Hémolyses toxiques

- Saturnisme, dérivés du benzène, sulfate de cuivre
- Venin de serpent, toxines de certains champignons
- Médicaments : dapsone (Disulone®), ribavirine (agression directe de la membrane du GR)

Conduite diagnostique devant une anémie hémolytique

- Interrogatoire et contexte clinique : forme chronique ou aiguë, exposition toxique, prise médicamenteuse, valve mécanique
- Frottis sanguin : anomalies des GR (microsphérocytes, drépanocytes, schizocytes, corps de Heinz...)
- Contexte infectieux : frottis-goutte épaisse et hémocultures
- Coombs direct ± indirect et élution
- Dosage des enzymes si contexte évocateur (sexe, ATCD familial, forme chronique)
- En dernier lieu : recherche d'HPN, saturnisme, porphyrie

Réparation d'une anémie initialement centrale

- Bilan hémolyse normal et absence d'hémorragie
- Après correction d'une carence vitaminique, martiale ou d'un syndrome inflammatoire
- À distance de la prise d'une drogue hématotoxique (chimiothérapie, chloramphénicol, alcool)

ANÉMIES NORMOCHROMES, NORMOCYTAIRES OU MACROCYTAIRES ARÉGÉNÉRATIVES

Causes générales : myélogramme normal donc non nécessaire

- Éliminer hémodilution (splénomégalie, grossesse, Ig monoclonale, insuffisance cardiaque)
- Alcoolisme (tendance macrocytaire < 105 μ^3) : interrogatoire et Gamma GT

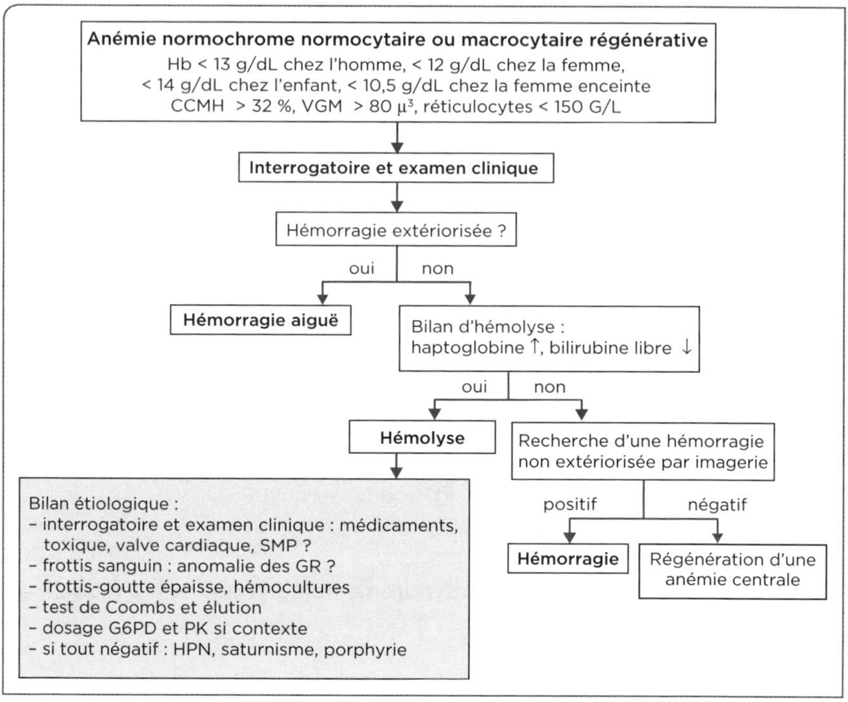

Démarche diagnostique initiale devant une anémie régénérative

- Endocrinienne (tendance macrocytaire < 105 μ^3) : myxœdème, panhypopituitarisme (TSH)
- Syndrome inflammatoire débutant (avant l'apparition d'une microcytose) : VS, CRP, fer sérique, ferritine
- Insuffisance rénale : créatininémie

Causes médullaires : diagnostique au myélogramme +++

Indication du myélogramme :
- si VGM < 105 μ^3 : uniquement après avoir éliminé une cause générale
- si VGM > 105 μ^3
- en cas d'autres anomalies de l'hémogramme ou en présence de cellules jeunes circulantes

Érythroblastopénies : absence ou extrême rareté d'érythroblastes et réticulocytes proches de 0

- Aiguë :
  - crise aiguë d'anémie hémolytique chronique : parvovirus B19
  - idiopathique
  - iatrogénie : chloramphénicol, acide valproïque...
  - insuffisance rénale aiguë
- Chronique :
  - nourrisson : maladie de Blackfan-Diamond
  - adulte : thymome, LLC, idiopathique +++

Anémies mégaloblastiques : carence vitaminique

- Présence de mégaloblastes, moelle bleue, asynchronisme de maturation nucléocytoplasmique, avortement intramédullaire, peut atteindre les autres lignées (neutropénie et thrombopénie possibles)
- VGM souvent > 110 μ^3
- Carence en folates et/ou en vitamine B12

	FOLATES (VITAMINE B9)	VITAMINE B12
Sources alimentaires	Légumes verts, céréales, foie et viandes	Nombreux aliments, foie +++ Très peu dans les végétaux
Réserves	< 4 mois	4 à 5 ans
Absorption digestive	Passive dans tout le tube digestif Prédominante au niveau du jéjunum	Active Association au FI dans l'estomac Absorption *via* un récepteur spécifique dans l'iléon terminal
Métabolisme	Transformé en acide folinique par la déhydrofolate réductase (DHFR)	Pas de métabolisme Transportées par les transcobalamines
Besoins journaliers	50 µg	1 µg
Taux sériques	5 à 15 ng/mL	200 à 400 pg/L

Causes

- Carence d'apport (folates +++, végétarien strict : risque de carence en vitamines B12) et grande dénutrition
- Pathologies digestives par trouble de l'absorption :
  - folates : toute cause de malabsorption (sprue, maladie cœliaque), résection du jéjunum, LNH de l'intestin, maladie de Crohn, Whipple, sclérodermie
  - vitamine B12 : botriocéphale, résection de l'iléon terminal, syndrome des anses borgnes (prolifération bactérienne sur des diverticules), striction ou fistules du grêle
  - mixtes : gastrectomie, résection du grêle
- Carence relative :
  - multipares
  - anémies hémolytiques chroniques
- Carence d'utilisation des folates :
  - alcool et médicaments : inhibiteurs de la DHFR (méthotrexate, Bactrim®, Tériam®...)
  - anticonvulsivants
  - cirrhose : alcool + carence d'apport + défaut d'utilisation
- Maladie de Biermer :
  - maladie auto-immune
  - auto-Ac anti-FI (destruction des cellules pariétales de l'estomac par les lymphocytes autoréactifs) → non-absorption de la vitamine B12
  - achlorhydrie histaminorésistante associée (même raison)
- Anémies mégaloblastiques constitutionnelles :
  - révélation chez l'enfant, exceptionnellement à l'âge adulte
  - vitamine B12 : déficit constitutionnel en FI, anomalie du récepteur iléal à la vitamine B12 (maladie d'Imerslund), déficit constitutionnel en transcobalamine II
  - folates : anomalie d'absorption ou défaut d'utilisation
  - orotico-acidurie congénitale

Symptomatologie

- Commune :
  - conséquences habituelles de l'anémie mais installation progressive, bien tolérée initialement, découverte fréquente à des taux d'Hb très bas
  - tableau d'hémolyse intramédullaire (haptoglobine basse, bilirubine augmentée, LDH augmentée)
  - atrophie des muqueuses : aphtes, glossite atrophique vernissée, intestin grêle (diarrhée), urinaire et génitale
- Spécifique de la maladie de Biermer :
  - troubles neurologiques : syndrome cordonal postérieur (perte de la sensibilité profonde et proprioceptive)

- rarement : syndrome ataxospasmodique grave, névrite optique, troubles psychiques

Démarche diagnostique

- Interrogatoire et examen clinique : dénutrition, diarrhée chronique, alcoolisme, résection digestive, prise de médicaments antifoliques, grossesses répétées, troubles neurologiques
- Dosage folates et vitamine B12
- Si vitamine B12 abaissée isolée sans cause évidente, rechercher maladie de Biermer par dosage des anticorps anti-FI :
  - si positif : diagnostic fait
  - si négatif : tubage gastrique et dosage FI et test à la pentagastrine, chlorydrie avec ou sans histamine

Traitement

- Traitement de la cause si possible :
  - carence d'apport : vitamine B12 ou folates *per os* et reprise régime varié
  - botriocéphale : traitement du tænia et vitamine B12 injectable
  - anses borgnes : antibiotiques
  - arrêt médicament antifolique
- Maladie de Biermer :
  - cyanocobalamine : 1 000 µg/ampoule
  - 6 à 10 injections IM sur 15 jours puis 1 fois/3 mois, à vie
  - possible ralentissement de l'hématopoïèse après 2 à 4 semaines de traitement par carence martiale de consommation : apporter du fer
  - contrôle de la NFS à 1 mois puis régulièrement jusqu'à normalisation
  - surveillance du risque de cancer gastrique par FOGD/2 à 3 ans
- Carence en folates :
  - acide folique *per os* : Spéciafoldine® 1 comprimé/jour
  - indications acide folinique IV : malabsorption sévère, alimentation parentérale stricte, inhibiteur DHFR (méthotrexate)
  - toujours vérifier l'absence de carence en vitamine B12 lors d'un traitement par folates (risque d'aggraver les troubles neurologiques)

Envahissement médullaire

- Leucémie aiguë
- Myélome
- Métastase d'un cancer
- Hémopathie lymphoïde

Dysérythropoïèse

- Érythroblastes anormaux mais non mégaloblastiques
- Causes :
  - chimiothérapie, antiviraux
  - congénitales rares
  - acquises idiopathiques +++ : SMD

Moelle pauvre au myélogramme

- Faire une BOM
- Causes :
  - aplasie médullaire
  - myélofibrose
  - envahissement médullaire
  - cas rares de moelle pauvre au myélogramme mais normale à la BOM
    - explorations isotopiques : durée de vie des hématies au chrome 51 et métabolisme du fer 59 (analyse qualitative de l'érythropoïèse)
    - soit durée de vie des GR normale mais métabolisme du fer diminué : aplasie modérée
    - soit érythropoïèse inefficace : SMD

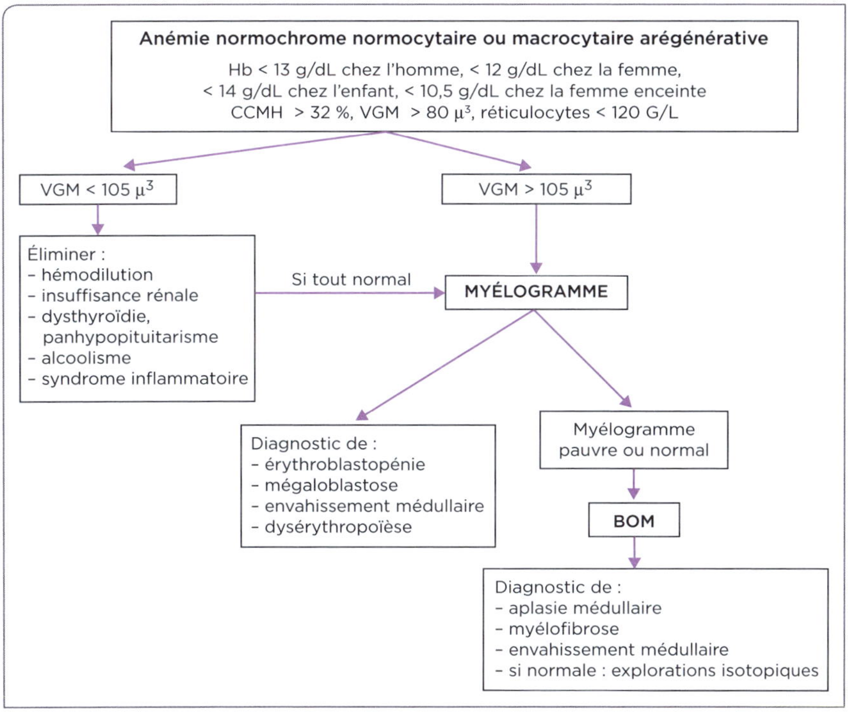

Démarche diagnostique initiale devant une anémie normochrome normocytaire ou macrocytaire arégénérative

311 Éosinophilie

Objectif

- **Devant une éosinophilie, argumenter les principales hypothèses diagnostiques et justifier les examens complémentaires pertinents**

DÉFINITION

Présence à l'hémogramme de > 500 PNE/mm^3.

PHYSIOPATHOLOGIE DU PNE

- Le PNE se distingue du PNN par ses granulations beaucoup plus grosses et de teinte orangée et par un noyau moins lobé
- Ses grains contiennent des enzymes protéolytiques (lysosomes) et des protéines cytotoxiques
- Il exprime un récepteur de haute affinité aux IgE
- Fonctions :
  - mobilité : passe très vite du sang dans les tissus, notamment en réponse à l'IL-5 (inflammation, allergie)
  - phagocytose des complexes Ag-Ac et des réagines des réactions allergiques
  - synthèse de cytokines pro-inflammatoires et de protéines cytotoxiques (contre les parasites ++)
- Régulation de sa synthèse et durée de vie mal connues :
  - rôle de l'IL-5 +++ (produite par des lymphocytes T activés) mais aussi du GM-CSF et de l'IL-3
  - leur nombre diminue sous l'effet de l'ACTH et des corticoïdes

CONSÉQUENCES CLINIQUES

- L'hyperéosinophilie chronique peut être responsable de lésions tissulaires par l'infiltration et la toxicité des enzymes et protéines contenues dans les granules des éosinophiles
- Les atteintes peuvent être :
  - cutanées multiples et non spécifiques : le plus souvent, prurit, urticaire, angio-œdème, lésions papuleuses ou nodulaires érythémateuses et prurigineuses
  - cardiaques : endocardite fibroblastique et insuffisance cardiaque (risque vital)
  - neurologiques : encéphalite, rarement périphérique
  - bronchopulmonaires : toux, bronchospasme, infiltrats bronchopulmonaires

- digestives : gastro-entérite à éosinophiles
- AEG avec fièvre

DÉMARCHE DIAGNOSTIQUE

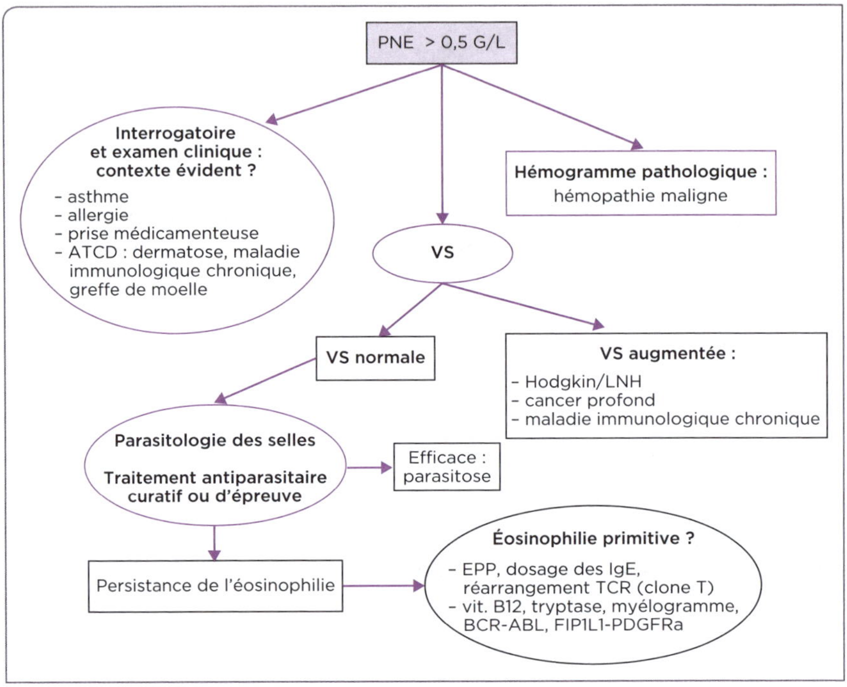

Démarche diagnostique dans le cadre d'une hyperéosinophilie

PRINCIPALES ÉTIOLOGIES

RÉACTIONS ALLERGIQUES

- Asthme
- Eczéma et réactions allergiques chroniques
- Sensibilisation médicamenteuse

DERMATOSES PRURIGÈNES NON ALLERGIQUES

- Pemphigus
- Dermatite herpétiforme
- Polymyosites
- Hématodermie

PARASITOSES

- France : ascaris, oxyures, distomatose, tænia, *Toxocara canis*
- Afrique : filariose, ankylostomiase, bilharziose
- Antilles : ankylostomiase, bilharziose

- Asie : anguillulose, bilharziose
- Amérique du Nord : trichinose

MALADIES IMMUNOLOGIQUES CHRONIQUES NON ALLERGIQUES

- Polyarthrite rhumatoïde
- Périartérite noueuse, syndrome de Churg et Strauss
- Wegener, sarcoïdose
- Rectocolite hémorragique, maladie de Crohn, Whipple
- Pneumonie à éosinophiles
- GVH chronique

CANCERS ET HÉMOPATHIES MALIGNES

- Maladie de Hodgkin
- LNH (surtout T)
- Cancer profond (poumon, foie, pancréas)
- Certaines leucémies aiguës (LAM4 à éosinophiles) ou SMP (LMC +++)

SYNDROME HYPERÉOSINOPHILIQUE (EN GÉNÉRAL > 1 500/MM^3)

- Maladie rare, à évoquer après avoir éliminé toutes les autres causes en cas d'éosinophilie > 1 500/mm^3 et évoluant depuis plus de 6 mois
- En général chez l'homme d'âge moyen
- Deux formes :
  - **lymphoïde** : lésions cutanées principalement, hyper-IgE, hypergammaglobulinémie polyclonale et/ou des complexes immuns circulants, et répondant à la corticothérapie. Lié à un clone T sécrétant de l'IL-5
  - **myéloïde** : plus grave, atteinte cardiaque ++, résistante à la corticothérapie, risque de transformation en LMC ou LA
    - AEG, PolyADP, SPM fréquents
    - sur le plan biologique : augmentation de la vitamine B12 et de la tryptase sérique
    - éosinophilie primitive, liée à une anomalie acquise de la lignée myéloïde, survenant plus ou moins précocement au cours de la différenciation des éosinophiles et caractérisée par la protéine hybride FIP1L1-PDGFRa (activité tyrosine kinase) secondaire à une délétion sur le chromosome 4q12
    - efficacité des inhibiteurs de tyrosines kinases (imatinib ++) ± corticoïdes

316

Hémogramme : indications et interprétation

Objectif

- **Argumenter les principales indications de l'hémogramme, discuter l'interprétation des résultats et justifier la démarche diagnostique si nécessaire**

Recommandations, consensus

- **Agence nationale d'accréditation et d'évaluation en santé (ANAES) (1997) :** Lecture critique de l'hémogramme – Valeurs seuils à reconnaître comme probablement pathologiques et principales variations non pathologiques
- Agence nationale pour le développement de l'évaluation médicale (ANDEM) (1992) : Évaluation des examens préopératoires (niveau V)

DÉFINITIONS

- L'hémogramme est l'examen de base en hématologie :
  - il est effectué sur du sang veineux prélevé sur EDTA (*Ethylen Diamine Tetra Acetic acid*)
  - il renseigne sur les éléments figurés du sang : leucocytes ou globules blancs, érythrocytes ou globules rouges et thrombocytes ou plaquettes
- Le test fournit deux types de renseignements :
  - le décompte automatisé des éléments figurés du sang, avec des données de taille et de contenu en hémoglobine des érythrocytes, ainsi que l'hématocrite
  - l'examen morphologique des éléments figurés du sang qui est réalisé au microscope après réalisation d'un frottis et d'une coloration de type May-Grünwald-Giemsa (MGG)

INDICATIONS DE L'HÉMOGRAMME

SYMPTÔMES CLINIQUES JUSTIFIANT LA PRESCRIPTION EN URGENCE D'UN HÉMOGRAMME

- Pâleur intense, dyspnée inexpliquée, douleur thoracique
- État de choc
- Fièvre après prise de médicament ou fièvre résistante à l'antibiothérapie
- Angine ulcéronécrotique ou résistante à l'antibiothérapie
- Syndrome hémorragique, purpura

Autres indications :
- syndrome anémique
- syndrome infectieux
- altération de l'état général, amaigrissement, sueurs nocturnes
- adénopathies, splénomégalie
- syndrome d'hyperviscosité
- prurit inexpliqué
- thrombose artérielle ou veineuse
- bilan préopératoire

VALEURS NORMALES DE L'HÉMOGRAMME

- Les principaux facteurs susceptibles de modifier les valeurs de l'hémogramme sont le sexe, l'âge, l'ethnie, la grossesse, la consommation d'alcool, le tabagisme, l'effort physique, les rythmes nycthéméraux et l'altitude
- Pour les leucocytes et les plaquettes, les valeurs seuils sont applicables aux hommes et aux femmes adultes
- Pour les érythrocytes, plusieurs facteurs de variations doivent être pris en compte

→ LEUCOCYTES

- Le taux normal de globules blancs est compris entre 4×10^9/L et 10×10^9/L (giga/L ou G/L)
- La formule leucocytaire fait le décompte des différentes sous-populations leucocytaires
- Il est important d'interpréter les taux leucocytaires uniquement en valeur absolue

VALEUR DES POPULATIONS LEUCOCYTAIRES

Chez l'adulte :
- polynucléaires neutrophiles : $1,5\text{-}7 \times 10^9$/L
- lymphocytes : $1,5\text{-}4 \times 10^9$/L
- monocytes : $0,2\text{-}1 \times 10^9$/L
- éosinophiles : $< 0,5 \times 10^9$/L
- basophiles : $< 0,1 \times 10^9$/L

Attention : chez l'enfant < 10 ans, on observe une lymphocytose physiologique proche de 10×10^9/L

→ ÉRYTHROCYTES

- Le taux normal d'érythrocytes est compris entre 4×101^2/L et 5×10^{12}/L

	HÉMOGLOBINE (g/dL)	HÉMATOCRITE (%)	VGM (fL)	TCMH (pg)	CCMH (g/dL)
Homme	13-17	47 ± 7	80-100	29 ± 2	32-36
Femme	12-15	42 ± 5	80-100	29 ± 2	32-36

- Les différences entre les sexes sont liées à l'imprégnation androgénique et apparaissent à la puberté
- Chez le nouveau-né :
  - taux d'hémoglobine : entre 14 et 20 g/dL
  - hématocrite : entre 44 et 64 %
  - VGM moyen : 106 fL
  - ces valeurs diminuent progressivement et se stabilisent entre 4 et 6 semaines

- Chez la femme enceinte :
  - il existe souvent une « pseudo-anémie » par hémodilution : en effet, le volume des globules rouges augmente globalement mais il augmente moins que celui du plasma et plus tardivement
  - il peut cependant exister de vraies anémies de la grossesse, à rechercher si le taux d'hémoglobine est < 10,5 g/dL
- L'hématocrite correspond au volume occupé par les érythrocytes par rapport au volume du sang total
- Le volume globulaire moyen (VGM) correspond au volume moyen d'un érythrocyte circulant et reflète la taille des GR dans le sang (Hte/nombre GR)
- Le taux corpusculaire moyen en hémoglobine (TCMH) correspond au poids d'hémoglobine contenu dans un globule rouge (Hb/nombre GR)
- La concentration corpusculaire moyenne en hémoglobine (CCMH) correspond à la saturation du globule rouge en hémoglobine (Hb/Hte)
- VGM et TCMH servent à la classification des anémies :
  - la CCMH est considérée comme un indice moins sensible de l'hypochromie que la TCMH dans les anémies
  - la TCMH diminue avant la CCMH et le VGM en début de l'anémie
- Ainsi, on classe les anémies en 3 groupes avec des mécanismes physiopathologiques différents (*voir item 297, « Anémie »*) :
  - anémies avec VGM et TCMH normaux : anémies normocytaires normochromes
  - anémies avec VGM et TCMH élevés : anémies macrocytaires normochromes
  - anémies avec VGM et TCMH diminués : anémies microcytaires hypochromes
- Contrairement aux leucocytes, la population érythrocytaire normale est homogène en termes de forme, de volume et de coloration
- Dans certaines pathologies, l'étude morphologique des érythrocytes peut apporter des éléments séméiologiques importants (schizocytes, sphérocytose, cellules cibles, drépanocytes)
- Les réticulocytes sont des érythrocytes jeunes qui contiennent encore des traces d'ARN ribosomal et de protoporphyrine :
  - leur taux reflète la synthèse médullaire des érythrocytes, il présente un intérêt dans le cadre des anémies pour distinguer les causes centrales (anémies arégénératives) des causes périphériques (anémies régénératives)
  - ils ne sont pas détectables par la coloration habituelle MGG et nécessitent une coloration spéciale (colorants vitaux)

PLAQUETTES

- Le taux normal de plaquettes est compris entre 150×10^9/L et 450×10^9/L
- Devant une thrombopénie (diminution de la numération plaquettaire) :
  - renouveler l'examen et écarter les causes de fausses thrombopénies (tube coagulé ou agrégation plaquettaire paradoxale avec l'EDTA et formation d'agrégats plaquettaires visibles au frottis sanguin)
  - en cas de doute, la numération plaquettaire sera contrôlée sur tube citraté

NEUTROPÉNIE

Une neutropénie est définie par une diminution du taux des polynucléaires neutrophiles au-dessous de 1,5 G/L.

DÉMARCHE DIAGNOSTIQUE INITIALE D'UNE NEUTROPÉNIE

- Données de l'**hémogramme** : elles confirment la neutropénie et précisent le caractère d'atteinte isolée ou non de la lignée granuleuse
- **Interrogatoire** : origine ethnique, prise médicamenteuse
- **Examen clinique** : à la recherche d'un syndrome tumoral ou infectieux

- **Myélogramme : il doit être réalisé devant toute neutropénie < 0,5 G/L pour éliminer :**
  - une agranulocytose
  - une dysmyélopoïèse
  - un envahissement médullaire
- Dans certains cas, la démarche est complétée par une biopsie ostéomédullaire

→ ÉTIOLOGIES

- Neutropénies physiologiques : chez les sujets d'origine africaine +++
- Neutropénies périphériques (rares) :
  - auto-immune : lupus, syndrome de Felty (PR + neutropénie + SPM), excès de grands lymphocytes à grains (LGL)
  - allo-immune
  - hypersplénisme
  - excès de margination des polynucléaires neutrophiles
- Neutropénies centrales :
  - neutropénies médicamenteuses (*voir item 143, « Agranulocytose médicamenteuse : conduite à tenir »*)
  - neutropénies infectieuses (sepsis sévère, brucellose, BK, virus EBVVIH, CMV, virus des hépatites, parvovirus B19, paludisme, leishmaniose)
  - insuffisance médullaire : SMD, envahissement médullaire, aplasie
  - carence en vitamine B12 et folates : au minimum, anémie macrocytaire associée
- Neutropénies congénitales :
  - maladie de Kostmann (mutation du gène de l'élastase, impliqué dans la différenciation des PN) : récessive, infections dans les premiers jours de vie
  - neutropénie cyclique : dominante, neutropénie survenant/21 jours

■ PANCYTOPÉNIE

- Baisse associée des lignées érythrocytaires, granulocytaires et plaquettaires :
  - taux d'hémoglobine < 13 g/dL chez l'homme, < 12 g/dL chez la femme

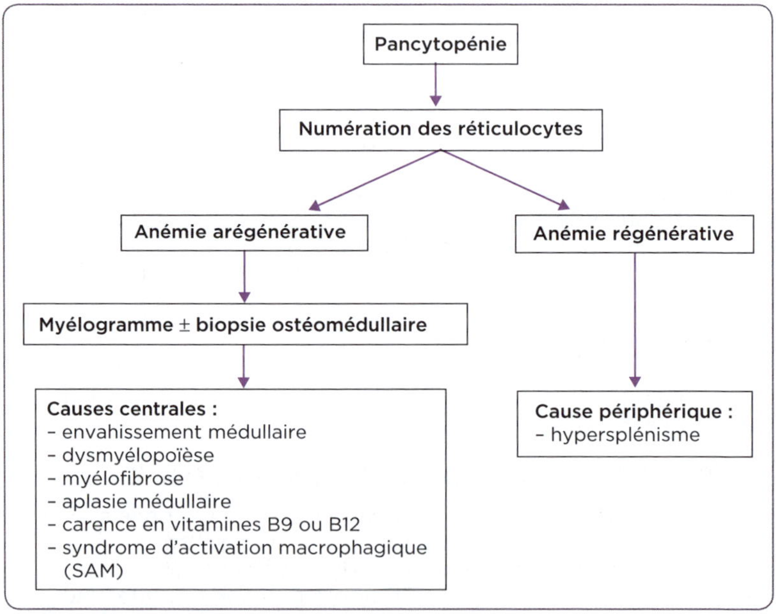

Conduite diagnostique à tenir devant une pancytopénie

- taux de polynucléaires < 1,5 G/L
- taux de plaquettes < 150 G/L
- La gravité dépend de la profondeur de chaque cytopénie
- La démarche diagnostique initiale d'une pancytopénie dépend du mécanisme de l'anémie observée

HYPERLYMPHOCYTOSE

- Une hyperlymphocytose est définie par une augmentation du nombre circulant des lymphocytes au-dessus de 4 G/L
- Chez l'enfant < 5-6 ans :
  - il existe une lymphocytose physiologique
  - on parle d'hyperlymphocytose au dessus de 8 G/L

DÉMARCHE DIAGNOSTIQUE INITIALE D'UNE HYPERLYMPHOCYTOSE

- Examen clinique : polyadénopathies, splénomégalie, signes généraux
- Analyse morphologique des cellules lymphoïdes circulantes (frottis sanguin) et médullaires (myélogramme) et la recherche de signes d'insuffisance médullaire associée
- Frottis sanguin :
  - des grands lymphocytes bleutés polymorphes orientent vers un syndrome mononucléosique
  - des petits lymphocytes matures monomorphes évoquent une leucémie lymphoïde chronique
  - des lymphocytes atypiques évoquent une hémopathie lymphoïde leucémisée
  - des blastes orientent vers une leucémie aiguë lymphoblastique

Les blastes myéloïdes de leucémie aiguë myéloblastique (LAM) sont souvent comptés par les automates parmi les lymphocytes.

- Immunophénotypage des cellules lymphoïdes pathologiques : détermination des antigènes de membrane ou, parfois, intracytoplasmiques spécifiques de lignée et/ou de différenciation ou de maturation cellulaire lymphoïde
- Parfois, étude cytogénétique et/ou biologie moléculaire

PRINCIPALES ÉTIOLOGIES D'HYPERLYMPHOCYTOSE DE L'ENFANT ET DE L'ADULTE

- Syndromes mononucléosiques
- Lymphocytoses aiguës à petits lymphocytes : coqueluche
- Lymphocytoses aiguës infectieuses : CMV, VIH, toxoplasmose
- Hémopathies : leucémie lymphoïde chronique (LLC), leucémie aiguë lymphoblastique (LAL) ou myéloblastique (LAM), leucémie prolymphocytaire, lymphome leucémisé, leucémie à plasmocytes...

HYPERLEUCOCYTOSE AVEC POLYNUCLÉOSE NEUTROPHILE

- L'hyperleucocytose neutrophile est définie par une augmentation du nombre des polynucléaires neutrophiles au-dessus de $7{,}5\text{-}8 \times 10^9$/L
- Elle peut être liée à une démargination (hormones surrénaliennes) ou à une augmentation de production (facteurs de croissance hématologique)

PRINCIPALES ÉTIOLOGIES

- Physiologique : grossesse, postprandiale, exercice physique important
- Infections : bactériennes, virales (zona-varicelle, variole, rage, poliomyélite), parasitaires
- Toutes les maladies systémiques en poussée
- Nécroses tissulaires ou tumorales, chirurgie, polytraumatismes, brûlures
- Hémorragies et hémolyse
- Syndrome de Sweet
- Cancers solides : paranéoplasie, surinfection ou nécrose de la tumeur
- Hémopathies : syndromes myéloprolifératifs, leucémie myélomonocytaire chronique
- Divers : syndrome de Cushing, insuffisance rénale aiguë, glomérulonéphrite, goutte, chondrocalcinose articulaire en poussée, thyroïdite, splénectomie
- Médicaments et toxiques : corticoïdes, ACTH, GM-CSF recombinant, lithium, saturnisme, intoxication par le mercure, essence de térébenthine, tabagisme

THROMBOCYTOSES

- L'hyperplaquettose se traduit par un chiffre de plaquettes supérieur ou égal à 500×10^9/L
- On distingue deux groupes étiologiques

THROMBOCYTOSES SECONDAIRES

Elles sont caractérisées par une hyperplaquettose modérée comprise entre 500 et 800×10^9/L, l'absence de splénomégalie et l'absence d'anomalie plaquettaire :

- syndromes inflammatoires : infections, cancers, connectivites…
- carence martiale prolongée
- asplénies par splénectomie chirurgicale ou d'origine congénitale
- thrombocytoses « d'entraînement » observées dans le contexte d'une hyperproduction médullaire réactionnelle consécutive à une hémorragie aiguë ou une hémolyse importante

HÉMOPATHIES

Syndrome myéloprolifératif

Thrombocytémie essentielle (TE)

- Syndrome myéloprolifératif caractérisé par une thrombocytose > 500 G/L, le plus souvent isolée ou associée à une polynucléose modérée en l'absence d'autre cause : diagnostic retenu après avoir éliminé un syndrome inflammatoire, une carence martiale, une asplénie (absence de corps de Jolly au frottis) et une hémolyse
- Risque de thrombose veineuse et artérielle
- 60 % des cas ont une mutation de la protéine JAK2 (*voir item 165, « Maladie de Vazquez »*)
- Traitement : Hydréa® et antiagrégant plaquettaire à faible dose
- Moyenne de survie > 10 ans
- Risque d'évolution vers un autre syndrome myéloprolifératif (maladie de Vaquez +++) et de transformation en leucémie aiguë secondaire (10 % à 30 ans)

Polyglobulie primitive ou maladie de Vaquez

Voir item 165, « Maladie de Vazquez ».

Leucémie myéloïde chronique (LMC)

- Syndrome myéloprolifératif caractérisé par la présence de la translocation t(9 ;22) ou chromosome Philadelphie dans une cellule-souche hématopoïétique

- Cette translocation est responsable de la production d'une protéine chimère BCR-ABL ayant une activité tyrosine kinase conduisant à une activation permanente de la prolifération cellulaire
- Le transcrit BCR-ABL est détectable dans le sang et la moelle
- Le diagnostic repose sur la présence du transcrit BCR-ABL dans le sang et de la translocation t(9 ;22) dans la moelle
- Le pronostic de la maladie a été transformé par le développement de molécules inhibant la tyrosine kinase ABL dont le chef de fil est l'imatinib (Glivec®) en une prise orale par jour et à vie
- La survie des patients à 5 ans est > 95 %
- Le risque de transformation en leucémie aiguë sous traitement par inhibiteur de tyrosine kinase est < 5 %

Certains SMD (anémie associée)

- Syndrome 5q-
- ARSIA

MYÉLÉMIE

- Passage dans le sang de précurseurs granuleux (métamyélocytes, myélocytes, promyélocytes et myéloblastes)
- Le diagnostic de myélémie est posé sur le frottis sanguin
- Une myélémie transitoire < 2 % des leucocytes n'a pas de valeur pathologique
- Devant une myélémie inexpliquée, il faut réaliser un myélogramme ± une biopsie ostéomédullaire
- Le diagnostic étiologique distingue 3 groupes :
  - myélémies physiologiques : nouveau-né, grossesse à terme
  - myélémies réactionnelles :
    - après une aplasie, majorée par la prise de G-CSF : chimiothérapie ou toxiques
    - moelle hyperproductive : hémorragie aiguë, hémolyse aiguë
    - syndromes infectieux graves (avec hyperleucocytose ou neutropénie)
    - envahissement médullaire (tumeurs solides ++)
    - myélofibrose
  - myélémies primitives :
    - syndromes myéloprolifératifs : LMC, splénomégalie myéloïde (myélofibrose secondaire)
    - autres hémopathies myéloïdes : certains SMD, LMMC, leucémies aiguës...

334

Syndrome mononucléosique

Objectif

- **Devant un syndrome mononucléosique, argumenter les principales hypothèses diagnostiques et justifier les examens complémentaires pertinents**

DÉFINITIONS

- Présence dans le sang de grandes cellules mononucléées bleutées ou grands lymphocytes hyperbasophiles (cytoplasme bleu sur le frottis)
- Ces cellules correspondent à des lymphocytes CD8 activés, le plus souvent par un virus
- On lui assimile en général la présence de cellules lymphoïdes moins typiques : lymphocytes basophiles ou plasmocytes
- Attention aux confusions avec des blastes de LA

CONSÉQUENCES CLINIQUES

Aucune

DÉMARCHE DIAGNOSTIQUE

Démarche diagnostique dans le cadre d'un syndrome mononucléosique (*voir figure infra*).

PRINCIPALES ÉTIOLOGIES

La plupart des syndromes mononucléosiques résultent d'une infection virale.

→ MONONUCLÉOSE INFECTIEUSE

- Primo-infection EBV : le plus souvent chez l'adolescent et l'adulte jeune, transmission par contage salivaire (« maladie du baiser »)
- Incubation de 1 à 2 mois

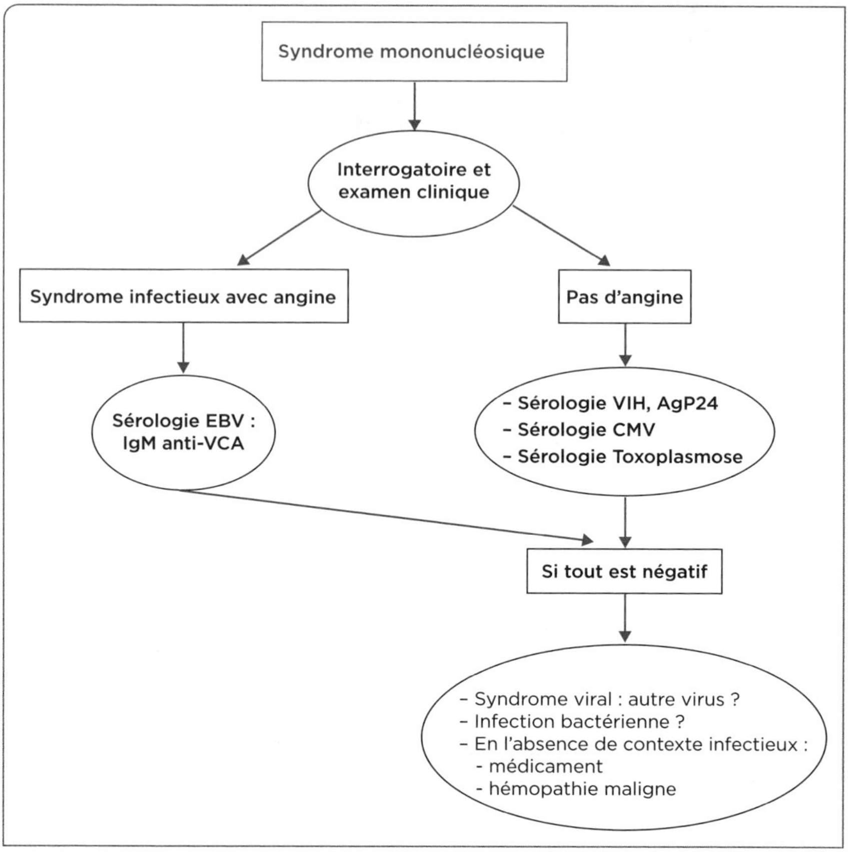

Démarche diagnostique dans le cadre d'un syndrome mononucléosique

Signes cliniques

- Le plus souvent asymptomatique ou syndrome pseudogrippal
- Formes symptomatiques : angine, dysphagie, ADP cervicales, fièvre, AEG, éventuellement SPM, éruption cutanée à la pénicilline, ictère (hépatite biologique), rarement méningite lymphocytaire ou polyradiculonévrite

Signes biologiques

- Lymphocytose (12 000 à 25 000/mm^3) avec syndrome mononucléosique :
  - lymphocytes T activés par le virus présent dans les lymphocytes B et les cellules épithéliales de l'oropharynx
  - les lymphocytes T activés sont cytotoxiques et ont pour but de détruire les cellules infectées par le virus
- Plus rarement :
  - anémie hémolytique auto-immune (test de Coombs direct : IgG + complément)
  - thrombopénie transitoire
  - cryoglobulinémie transitoire

Diagnostic

- MNI test et réaction de Paul Bunnel-Davidson : peu sensibles (faux positifs et faux négatifs)
- Sérologie EBV +++ :
  - les anticorps anti-VCA (*Viral Capsid Antigen*) de type IgM apparaissent en premier (les IgG signent une infection ancienne)
  - les anticorps anti-EA (*Early Antigen*) sont inconstants
  - les anticorps anti-EBNA (*Epstein Barr Nuclear Antigen*) apparaissent tardivement et persistent à vie
- Éventuellement, mesure de la charge virale sanguine par PCR

→ AUTRES CAUSES VIRALES

- Primo-infection par le VIH (sérologie, Ag P24, charge virale) : asymptomatique ou fièvre, arthralgies, myalgies, ADP, SPM, rash cutané
- Primo-infection CMV (sérologie, PCR) :
  - chez l'immunocompétent : souvent asymptomatique, parfois syndrome pseudogrippal sans angine et possibles adénopathies (guérison en quelques semaines)
  - chez l'immunodéprimé : infection opportuniste grave (pneumopathie, rétinite, encéphalopathie, méningite, cytopénies)
  - risque fœtal chez la femme enceinte au cours des deux premiers trimestres
- Viroses diverses :
  - rubéole (+ plasmocytose circulante)
  - hépatite (+ plasmocytose circulante)
  - plus rarement : varicelle, herpès

→ AUTRES ÉTIOLOGIES

- Toxoplasmose (sérologie) :
  - parasite transmis par contact avec un chat ou ingestion de viande mal cuite
  - chez l'immunocompétent : le plus souvent asymptomatique, parfois fièvre, adénopathies isolées ou symétriques, en général cervicales
  - chez l'immunodéprimé : localisations viscérales graves, notamment cérébrale
  - risque de malformation fœtale en de primo-infection chez la femme enceinte
- Infections bactériennes : typhoïde, brucellose, syphilis, Osler
- Allergies : maladie sérique et allergies médicamenteuses
- Hémopathies malignes (rarement) :
  - lymphadénite angio-immunoblastique (LAI) ++
  - LLC, maladie de Waldenström

335 Thrombopénie

Objectif

- **Devant une thrombopénie, argumenter les principales hypothèses diagnostiques et justifier les examens complémentaires pertinents**

Recommandations, consensus

- **Haute Autorité de santé (HAS) (novembre 2005) :** Recherche d'anticorps potentiellement responsables d'une thrombopénie induite par l'héparine
- Agence française de sécurité sanitaire des produits de santé (Afssaps) (septembre 2005) : Recommandations de bonne pratique sur la transfusion des plaquettes
- Agence nationale d'accréditation et d'évaluation en santé (ANAES) – Société française de réanimation (SFR) (2004) : Référentiel d'autoévaluation des pratiques en hématologie – Purpura thrombopénique auto-immun

DÉFINITIONS

- La thrombopénie est définie par une diminution des plaquettes en dessous de 150 G/L, contrôlée sur 2 numérations successives et après avoir éliminé une fausse thrombopénie
- Pour cela, on doit vérifier :
  - l'absence de caillots dans le tube
  - l'absence d'agrégats plaquettaires en présence d'EDTA : sur frottis sanguin et par contrôle de la numération plaquettaire sur tube citraté

CRITÈRES DE GRAVITÉ D'UNE THROMBOPÉNIE

- Le risque hémorragique est lié à la sévérité de la thrombopénie
- En l'absence de thrombopathie ou de trouble de coagulation associé, il n'y a pas de risque d'hémorragie spontanée si la numération plaquettaire est > 50 G/L
- Le risque hémorragique spontané est élevé si :
  - thrombopénie < 20 G/L
  - purpura extensif
  - bulles hémorragiques endobuccales
  - hémorragie au fond d'œil
  - traitement anticoagulant ou antiplaquettaire (aspirine, AINS...)

- coagulopathie associée
- lésion sous-jacente à risque hémorragique
- origine centrale de la thrombopénie

- Chez les patients présentant une thrombopénie < 50 G/L, les gestes à risque hémorragique (chirurgies, biopsies, injections intramusculaires, ponction lombaire...) doivent être évités

CONDUITE DIAGNOSTIQUE À TENIR DEVANT UNE THROMBOPÉNIE

- Éliminer une fausse thrombopénie (frottis sanguin, numération plaquettaire sur tube citraté) et confirmer la thrombopénie par un second hémogramme
- Frottis sanguin : volume plaquettaire, schizocytes, corps de Döhle...
- Vérifier prise médicamenteuse et intoxication alcoolique
- Rechercher un contexte auto-immun ou infectieux, de néoplasie ou d'hémopathie
- Bilan de coagulation : TCA, TP, fibrinogène, PDF, D-dimères (recherche de CIVD ou d'une autre coagulopathie associée)
- Myélogramme +++, examen clé qui permet de préciser l'origine :
  - centrale (mégacaryocytes absents ou dysmorphiques, voire présence de cellules anormales dans la moelle osseuse)
  - périphérique (moelle riche en mégacaryocytes normaux, pas de cellule anormale dans la moelle osseuse)
- En cas de myélogramme normal :
  - sérologies VIH, VHB, VHC, EBV, CMV
  - anticorps antiplaquettes (auto et allo)
  - anticorps antinucléaires, anticorps anti-ADN natif
  - anticorps antiphospholipides, test de Coombs
  - échographie abdominale à la recherche de splénomégalie

ÉTIOLOGIES DES THROMBOPÉNIES

Il existe deux mécanismes principaux de thrombopénies :

- altération constitutionnelle ou acquise de la production plaquettaire : thrombopénies centrales
- hyperconsommation, destruction ou anomalies de répartition des plaquettes : thrombopénies périphériques

THROMBOPÉNIES PÉRIPHÉRIQUES

Troubles de répartition

- 30 % des plaquettes sont physiologiquement retenues au niveau de la rate et sont librement échangées avec le sang circulant
- Toute cause de splénomégalie peut ainsi être responsable de thrombopénie en augmentant la capacité de séquestration des plaquettes par la rate
- Les hémorragies massives, l'utilisation de solutés de remplissage ainsi qu'une transfusion massive de CGR peuvent être responsables de thrombopénie

Hyperdestruction des plaquettes

Purpura thrombopénique auto-immun (PTAI)

- Le PTAI est dû à la présence d'auto-anticorps antiplaquettes qui accélèrent l'élimination des plaquettes
- Il s'agit d'une affection fréquente, essentiellement chez l'enfant et chez les sujets jeunes

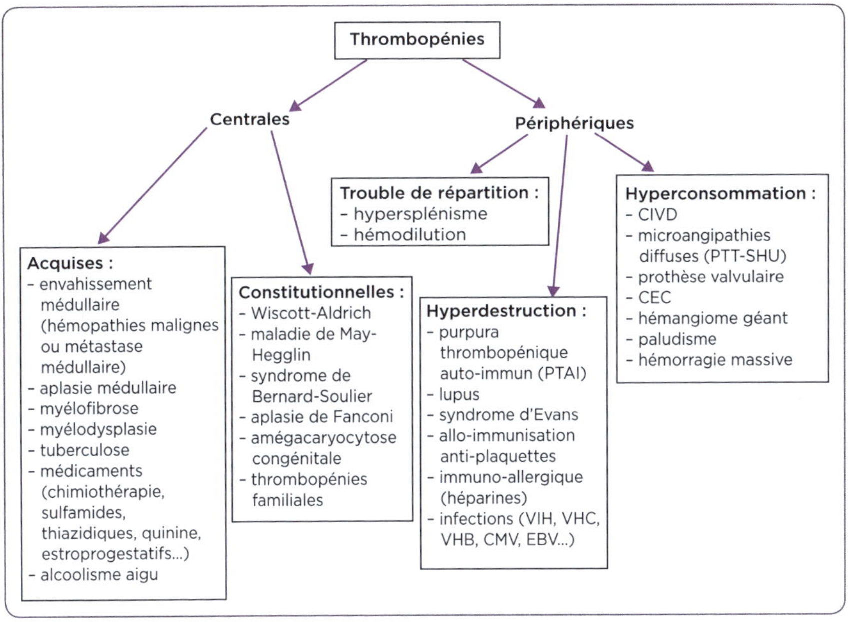

Étiologies des thrombopénies

- L'absence d'anticorps antiplaquettes n'exclut pas le diagnostic
- Le purpura thrombopénique auto-immun idiopathique est le plus souvent un diagnostic d'élimination
- Le tableau clinique est représenté par l'apparition brutale :
  - d'hémorragies cutanées (essentiellement purpura pétéchial présent dans 80 % des cas et tendance ecchymotique)
  - et/ou d'hémorragies muqueuses (épistaxis, gingivorragies, bulles hémorragiques intrabuccales, ménométrorragies)
- Selon l'évolution, on distingue deux formes de PTAI :
  - formes aiguës, plus fréquentes chez l'enfant, pouvant compliquer une infection virale (rougeole, rubéole, MNI)
  - formes chroniques, plus fréquentes chez l'adulte, à prédominance féminine

Thrombopénies des maladies auto-immunes

Il s'agit de thrombopénies auto-immunes survenant au cours de maladies systémiques inflammatoires :

- lupus, syndrome des antiphospholipides, syndrome d'Evans (anémie hémolytique auto-immune et thrombopénie), thyroïdite d'Hashimoto...

Thrombopénies associées aux infections virales

- Elles sont induites par la production d'auto-anticorps antiplaquettes et sont souvent transitoires
- Elles surviennent le plus souvent lors d'une infection :
  - VIH, VHB, VHC, CMV, EBV, rubéole, rougeole

Thrombopénies néonatales par allo-immunisation antiplaquettes

- Elles sont expliquées par l'immunisation de la mère (transfusion plaquettaire, grossesse antérieure) qui présente des allo-anticorps antiglycoprotéines de surface
- Le risque hémorragique fœtal est le plus important en présence d'anticorps anti-HPA 1

Thrombopénie induite par héparine (TIH)

- On distingue deux types de thrombopénie au cours d'un traitement héparinique :
  - thrombopénie de type I :
    - diminution modérée des plaquettes survenant dès les premiers jours du traitement
    - elle se corrige malgré la poursuite du traitement
  - thrombopénie de type II ou TIH :
    - elle est responsable d'une thrombopénie importante (< 100 000/mm^3 ou diminution supérieure à 40 %) et survient typiquement entre le 5e et le 10e jour du traitement
    - elle peut survenir plus tôt chez les patients ayant reçu un traitement héparinique dans les 3 derniers mois
    - elle s'accompagne d'un risque accru de thrombose artérielle et veineuse
- En cas de suspicion de TIH, le bilan biologique consiste à rechercher :
  - des anticorps anti-PF4
  - une agrégation plaquettaire positive en présence d'héparine
- En cas de TIH confirmée, la prise en charge doit être rapide :
  - arrêt immédiat de l'héparine
  - mise en place d'un traitement substitutif par un héparinoïde de synthèse (danaparoïde, Orgaran®) ou un dérivé de l'hirudine (lépirudine, Refludan®)
  - le remplacement de l'héparine par un AVK n'est pas conseillé en raison du risque de nécrose cutanée par déplétion en protéine C

Hyperconsommation des plaquettes

Coagulation intravasculaire disséminée (CIVD)

- Elle est caractérisée par une activation anormale de la coagulation :
  - libération massive de facteur tissulaire
  - et/ou lésions endothéliales importantes
- On observe :
  - une thrombopénie modérée souvent entre 50 et 100 G/L, voire plus importante
  - un allongement du TCA et du TQ
  - une diminution des facteurs de coagulation, surtout le facteur V
  - une augmentation des PDF et des D-dimères
  - une diminution du fibrinogène (attention, le fibrinogène peut rester > 1 g/L en cas de syndrome inflammatoire !)

Purpura thrombotique et thrombopénique (PTT) et syndrome hémolytique et urémique (SHU)

- La microangiopathie thrombotique désigne une lésion de l'endothélium des artérioles et des capillaires entraînant la formation d'agrégats plaquettaires et de thromboses
- Cette lésion est commune à 2 syndromes cliniques qui associent thrombopénie et anémie hémolytique avec présence de schizocytes :
  - le PTT :
    - survient le plus souvent chez l'adulte
    - associe fièvre, purpura et atteinte neurologique
    - l'atteinte rénale est inconstante
    - une anomalie de la protéase du facteur von Willebrand (ADAMTS 13) est à l'origine du syndrome
  - le SHU :
    - survient le plus souvent chez le jeune enfant
    - comporte toujours une atteinte rénale
    - l'atteinte neurologique ne touche que 1 malade sur 3 environ

THROMBOPÉNIES CENTRALES

Thrombopénies centrales acquises

- Thrombopénies des infiltrations médullaires :
  - elles sont observées au cours des hémopathies malignes ou en cas de métastases médullaires des tumeurs solides
- Thrombopénies des aplasies médullaires acquises :
  - après chimiothérapie, radiothérapie ou prise d'autres toxiques médicamenteux (chloramphénicol, sulfamides, sels d'or, quinine, œstroprogestatifs...)
- Thrombopénies toxiques :
  - par intoxication éthylique inhibant de manière réversible la mégacaryocytopoïèse

Thrombopénies centrales constitutionnelles

Thrombopénies centrales constitutionnelles avec thrombopathies

- Syndrome de Wiskott-Aldrich :
  - maladie génétique à transmission récessive liée à l'X
  - associe thrombopénie avec microcytose plaquettaire, eczéma et déficit immunitaire responsable d'une susceptibilité aux infections
- Syndrome de Bernard-Soulier :
  - maladie autosomique récessive
  - caractérisée par un déficit en glycoprotéine GPIb-V-IX des plaquettes (récepteur de VWF) avec défaut d'adhésion des plaquettes
  - on observe également une thrombopénie et des macroplaquettes
- Maladie de May-Hegglin :
  - transmission autosomique dominante
  - associe thrombopénie, macroplaquettes, inclusions dans des polynucléaires neutrophiles (corps de Döhle)
  - cette pathologie n'est pas associée à un risque hémorragique important

Thrombopénies centrales constitutionnelles sans thrombopathies

- Amégacaryocytose congénitale :
  - caractérisée par une thrombopénie sévère associée à une aplasie radiale ± d'autres malformations osseuses
- Anémie de Fanconi :
  - maladie autosomique récessive associée à une instabilité chromosomique
  - la thrombopénie est associée à une insuffisance médullaire, un syndrome malformatif et une propension à développer des leucémies aiguës myéloïdes (LAM)

339 Troubles de l'hémostase et de la coagulation

Objectif

- **Devant un trouble de l'hémostase et de la coagulation, argumenter les principales hypothèses diagnostiques et justifier les examens complémentaires pertinents**

Recommandations, consensus

- **Agence française de sécurité sanitaire des produits de santé (Afssaps) (2008) :** Les médicaments antivitamine K
- Haute Autorité de santé (HAS) (2006) : Test de résistance à la protéine C activée, recherche de la mutation FV Leiden, recherche de la mutation G20210A de la prothrombine
- XXIIe **Conférence de consensus en réanimation et médecine d'urgence sur les coagulations intravasculaires disséminées (CIVD) en réanimation (Lille, 10 octobre 2002)**
- **Recommandations du Groupe d'étude sur l'hémostase et la thrombose (GEHT) (2009) :** Recommandations pour la recherche de facteurs biologiques de risque dans le cadre de la maladie thromboembolique veineuse
- Société française d'anesthésie-réanimation (SFAR) (2002) : Conférence d'experts – Thrombopénie induite par l'héparine

HÉMOSTASE PHYSIOLOGIQUE

DÉFINITION

L'hémostase est l'ensemble des phénomènes physiologiques permettant :
- de prévenir les saignements spontanés
- d'arrêter les hémorragies causées par des brèches vasculaires
- de participer à la réparation de la brèche vasculaire
- d'assurer ainsi le maintien de l'intégrité des vaisseaux et du sang à l'état liquide

LES TROIS ÉTAPES DE L'HÉMOSTASE

- L'**hémostase primaire** :
  - elle est fondée sur l'interaction des plaquettes avec la paroi vasculaire et sur les fonctions d'adhésion, d'agrégation et de sécrétion des plaquettes
  - elle aboutit à la formation d'un thrombus « blanc » plaquettaire au niveau de la plaie vasculaire

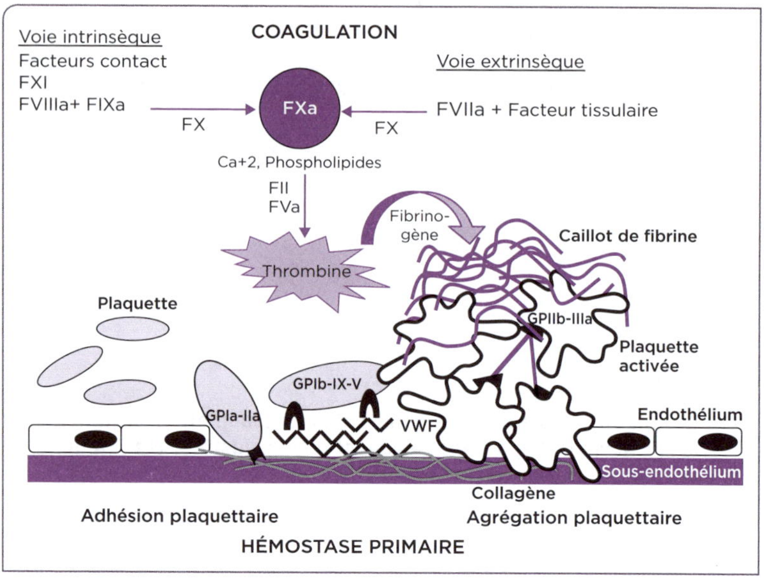

Schéma simplifié de l'hémostase
vWF : facteur von Willebrand, GP : glycoprotéine, ▬ : fibrinogène, F : facteur de coagulation, Fa : facteur activé

- La **coagulation** :
  - elle a comme objectif de former un caillot de fibrine stable au niveau de la brèche vasculaire afin d'arrêter l'hémorragie
  - elle implique l'interaction de plusieurs protéines plasmatiques (facteurs de la coagulation) et des phospholipides plaquettaires qui conduisent à la génération de thrombine transformant le fibrinogène soluble en caillot de fibrine insoluble
  - un système de régulation impliquant les inhibiteurs naturels de la coagulation (principalement : antithrombine, protéine C, protéine S, TFPI) garantit le caractère non extensif de la formation de fibrine au sein du vaisseau et permet de limiter l'action de l'hémostase au site de la plaie vasculaire
- La **fibrinolyse** :
  - c'est l'ensemble des processus physiologiques qui assurent l'élimination du caillot de fibrine à distance de l'hémorragie
- Un déséquilibre survenant lors d'une de ces trois étapes peut conduire à un accident hémorragique ou thrombotique

■ EXPLORATION DE L'HÉMOSTASE

→ TESTS EXPLORANT L'HÉMOSTASE PRIMAIRE

- Numération plaquettaire
- Temps de saignement ou PFA-100®
- Tests d'agrégation plaquettaire
- Dosage de facteur von Willebrand
- Étude des récepteurs plaquettaires par cytométrie de flux à l'aide d'anticorps spécifiques marqués

TESTS EXPLORANT LA COAGULATION

- Bilan de coagulation comprenant :
  - TCA (temps de céphaline avec activateur)
  - TP (taux de prothrombine) ou TQ (temps de Quick)
  - fibrinogène
- Mesures spécifiques des facteurs de coagulation : facteurs II, V, VII, VIII, IX, X, XI, XII et XIII
- Mesures des inhibiteurs : antithrombine, protéine C, protéine S, résistance à la protéine C activée
- Techniques de biologie moléculaire afin de mettre en évidence les anomalies génétiques responsables de pathologies d'hémostase : FV Leiden, FII G20210A, hémophilies...
- Marqueurs d'activation de la coagulation : D-dimères

DÉPISTAGE DES ANOMALIES DE L'HÉMOSTASE PRIMAIRE

- Les pathologies de l'hémostase primaire sont souvent accompagnées :
  - d'hémorragies cutanéomuqueuses : purpura, pétéchies, ecchymoses, épistaxis, gingivorragies, ménométrorragies
  - et d'allongement du temps de saignement
- Le temps de saignement explore l'hémostase primaire :
  - sa valeur normale est < 10 min avec la technique Ivy (méthode de référence)
  - en raison de ses limites techniques (peu sensible, peu reproductible) et du manque de corrélation entre l'allongement du temps de saignement et le risque hémorragique clinique, l'intérêt de ce test est de plus en plus discuté
- Le temps d'occlusion plaquettaire PFA-100® (ou TS *in vitro*) est de plus en plus utilisé : il explore *in vitro* l'hémostase primaire

LES CAUSES D'ALLONGEMENT DU TEMPS DE SAIGNEMENT ET DU PFA-100®

Le temps de saignement et le PFA-100® sont allongés en cas de :
- **thrombopénies**
- **thrombopathies constitutionnelles (syndromes de Bernard-Soulier, thrombasthénie de Glanzmann...) ou acquises**
- **maladie de Willebrand**
- **prise de certains médicaments (aspirine, AINS, clopidogrel, ticlopidine...)**

- La maladie de Willebrand est une pathologie d'hémostase primaire :
  - elle est liée à un déficit en vWF qui peut être constitutionnel ou acquis
  - c'est la plus fréquente des anomalies héréditaires de l'hémostase
  - son expression clinique est essentiellement représentée par des hémorragies cutanéomuqueuses mais elle est très hétérogène d'un patient à l'autre en termes d'intensité des saignements

DÉPISTAGE DES ANOMALIES DE LA COAGULATION

ALLONGEMENT DU TQ OU DIMINUTION DU TP

- Le TQ est le temps de coagulation d'un plasma citraté mesuré en présence d'un excès de facteur tissulaire (activateur naturel de la coagulation) et du calcium
- Il est exprimé en secondes

DIAGNOSTIC BIOLOGIQUE DE LA MALADIE DE WILLEBRAND

- Temps de saignement ou PFA-100® souvent allongé
- Allongement du TCA parallèle au déficit en facteur VIII, normal ou subnormal dans les formes modérées
- Activité du cofacteur de la ristocétine du facteur Willebrand (vWF :RCo) diminuée
- Dosage immunologique (quantitatif) du vWF (vWF :Ag) diminué ou normal selon les types
- Dosage de l'activité coagulante du facteur VIII diminué
- Tests spécialisés permettant de préciser le type et le sous-type : étude de l'agrégation plaquettaire en présence de faibles doses de ristocétine, distribution des multimères, liaison au collagène...

- Les résultats du TQ peuvent être exprimés de 2 autres manières :
  - le taux de prothrombine (TP) qui est l'expression en % d'activité par rapport à la normale
  - l'INR (*International Normalized Ratio*) :
    - il est utilisé pour le suivi des traitements AVK
    - il a comme objectif de réduire la variabilité interlaboratoire des résultats induite par les différents réactifs utilisés
- Le TQ :
  - explore « la voie extrinsèque » (voie exogène) de la coagulation
  - est insensible à l'effet de l'héparine en raison de la présence d'un inhibiteur de l'héparine dans le réactif
- Ses valeurs normales sont habituellement comprises entre 12 et 15 secondes (TP : entre 70 et 100 %) selon le réactif utilisé

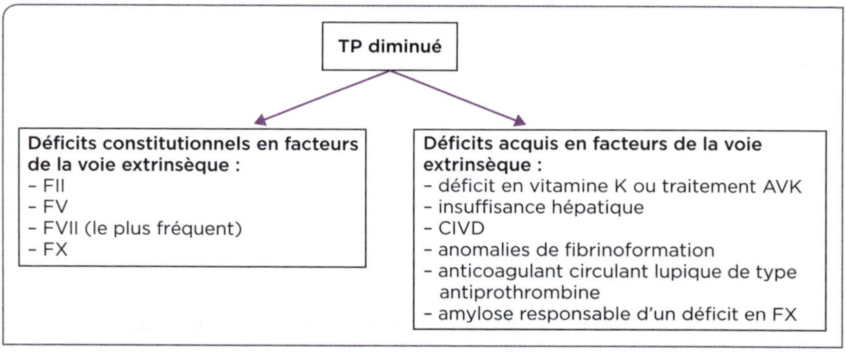

Principales étiologies d'un allongement du TQ (= diminution du TP)

→ ALLONGEMENT DU TCA

- Le TCA est le temps de coagulation d'un plasma citraté en présence d'un activateur de la phase contact et du calcium
- Le TCA explore « la voie intrinsèque » (voie endogène) de la coagulation
- Les valeurs normales sont en général comprises entre 28 et 35 secondes selon le réactif utilisé
- Le TCA :
  - est plus long chez les enfants
  - se raccourcit avec l'âge et en cas de syndrome inflammatoire (par augmentation du facteur VIII et du fibrinogène)

- Le diagnostic différentiel entre un déficit constitutionnel en facteurs de la voie intrinsèque et un anticoagulant circulant repose sur l'épreuve de mélange correcteur :
  - ce test consiste à faire un mélange à volumes égaux du plasma du patient présentant l'allongement du TCA et d'un plasma normal
  - la normalisation du TCA sur le mélange est évocatrice d'un déficit constitutionnel
  - la persistance d'un allongement du TCA sur le mélange suggère la présence d'un inhibiteur (auto ou allo-anticorps)

TCA > 35 s ou > 1,20 fois le TCA du témoin normal

Allongement isolé du TCA :
- déficit en facteur VIII (hémophilie A)
- déficit en facteur IX (hémophilie B)
- déficit en facteur XI
- déficits en facteur XII, prékallicréine, KHPM (pas de risque hémorragique)
- traitement héparinique
- anticoagulant circulant

Allongement du TCA et du TQ :
- insuffisance hépatique
- CIVD
- déficit important en facteurs II, V, X, fibrinogène
- surdosage en héparine ou en AVK
- anticoagulant circulant lupique
- déficit sévère en fibrinogène

Principales étiologies d'un allongement du TCA

→ HÉMOPHILIE

- L'hémophilie est la plus fréquente des pathologies constitutionnelles graves de la coagulation :
  - l'hémophilie A (déficit en facteur VIII) touche environ 1 naissance/5 000 de sexe masculin
  - l'hémophilie B (déficit en facteur IX) est 6 fois plus rare
  - la transmission est récessive liée au chromosome X et, de ce fait :
    - les femmes sont conductrices
    - seuls les garçons sont touchés par la maladie
    - mais il existe d'exceptionnels cas d'hémophilie féminine
  - néanmoins, l'absence d'antécédent familial connu n'exclut pas le diagnostic car 30 % des cas sont issus d'une néomutation
- La sévérité de la maladie est définie selon le taux des facteurs VIII ou IX plasmatiques et on distingue 3 degrés de sévérité :
  - hémophilie sévère : FVIII ou FIX < 1 UI/dL
  - hémophilie modérée : FVIII ou FIX = 1-5 UI/dL
  - hémophilie mineure : FVIII ou FIX = 5-30 UI/dL
- La tendance hémorragique est globalement bien corrélée avec l'importance du déficit :
  - les manifestations cliniques sont identiques dans l'hémophilie A et l'hémophilie B
  - chez les hémophiles sévères, les manifestations hémorragiques les plus fréquentes sont des hémarthroses (70 %) et des hématomes (15-20 %)
  - en dehors de ces sites préférentiels, les accidents hémorragiques peuvent toucher les voies urinaires, le système digestif, les viscères et le système nerveux central
- Certaines localisations peuvent menacer le pronostic vital (système nerveux central) ou fonctionnel (orbite, plancher de la bouche, creux axillaire...)

DIAGNOSTIC BIOLOGIQUE DE L'HÉMOPHILIE

- Allongement isolé du TCA corrigé après mélange avec un plasma témoin
- Diminution du taux du FVIII ou du FIX plasmatique
- Analyse génétique
- Temps de saignement et vWF normaux

- L'objectif du traitement antihémophilique est de substituer le facteur de coagulation manquant dans l'organisme
- L'hémophilie a 3 types de complications majeures :
  - complications ostéo-articulaires :
    - l'arthropathie hémophilique
    - les pseudotumeurs hémophiliques
  - complications immunologiques :
    - l'allo-immunisation anti-FVIII ou anti-FIX appelée « inhibiteur » est de loin la complication la plus grave de la maladie qui modifie sa prise en charge thérapeutique
    - les concentrés de FVIII et de FIX ne sont alors plus efficaces chez ces patients
  - complications infectieuses :
    - elles sont liées aux médicaments dérivés du sang
    - des progrès substantiels ont été faits pour améliorer la sécurité de ces médicaments
    - depuis 1987, aucun cas d'hépatite B, d'hépatite C ou de VIH n'a été documenté en France par l'utilisation des médicaments antihémophiliques

RECHERCHE DE MARQUEURS DE THROMBOPHILIE

- La maladie thromboembolique veineuse est une pathologie multifactorielle favorisée par l'âge, les pathologies néoplasiques, la chirurgie, l'immobilisation, la grossesse, le traitement œstroprogestatif auxquels se surajoutent des marqueurs prédisposant à la thrombophilie
- Chez les patients ayant un antécédent personnel de thrombose veineuse insolite (de survenue spontanée, récidivante, extensive, de localisation inhabituelle), la recherche de thrombophilie permet de mettre en évidence une ou plusieurs anomalies d'hémostase dans 40 à 50 % des cas

QUELLES ANOMALIES RECHERCHER EN PREMIÈRE INTENTION ?

- Déficits constitutionnels en inhibiteurs de la coagulation : antithrombine, protéine C, protéine S
- Mutation Leiden du gène du facteur V responsable d'une résistance à la protéine C activée (consentement écrit du patient)
- Mutation G20210A du gène du facteur II (consentement écrit du patient)
- Recherche d'un syndrome des antiphospholipides (anticoagulant circulant lupique, anticorps anticardiolipines, anticorps antibêta2-GPI)
- Syndromes myéloprolifératifs

- L'intérêt de la détermination du taux plasmatique de FVIII et d'homocystéine est incertain

COAGULATION INTRAVASCULAIRE DISSÉMINÉE (CIVD)

- La CIVD est un syndrome acquis secondaire à une activation systémique et excessive de la coagulation, rencontré dans plusieurs situations cliniques
- Il en résulte :
  - une activité excessive du système de la coagulation, responsable de thromboses disséminées
  - une consommation excessive de facteurs de la coagulation et de plaquettes, responsable d'hémorragies
- En réponse à cette activation excessive de la coagulation s'installe une fibrinolyse réactionnelle avec apparition de produits de dégradation de la fibrine (complexes solubles, PDF)
- La sévérité des manifestations hémorragiques ou thrombotiques varie selon l'étiologie et le terrain, sans rapport avec l'importance des anomalies biologiques

DIAGNOSTIC BIOLOGIQUE D'UNE CIVD

- **Thrombopénie**
- **Hypofibrinogénémie**
- **Allongement du TCA et du TQ**
- **Déficit en facteur V**
- **Élévation des D-dimères, des PDF et des complexes solubles**

- Principales étiologies à évoquer devant une CIVD :
  - infections : essentiellement septicémies à germes Gram négatif
  - pathologies obstétricales : toxémie gravidique, embolie amniotique, hématome rétroplacentaire, mort *in utero*
  - pathologies néoplasiques : tumeurs solides ou leucémie aiguë myéloïde de type 3
  - polytraumatismes et grands brûlés
  - complications transfusionnelles et hémolyses
  - autres : hémangiomes géants, cirrhose...

Cancérologie

138 Cancer : épidémiologie, cancérogenèse, développement tumoral, classification

Objectifs

- **Décrire l'épidémiologie des 5 cancers les plus fréquents au niveau national chez l'homme et la femme (incidence, prévalence, mortalité) ; expliquer leurs principaux facteurs de cancérogenèse et les conséquences sur la prévention**
- **Décrire l'histoire naturelle du cancer**
- **Expliquer les bases des classifications qui ont une incidence pronostique**

ÉPIDÉMIOLOGIE

DÉFINITIONS

- Incidence : nombre de nouveaux cas pendant une durée donnée (en pratique une année)
- Prévalence : nombre de cas à un moment donné (dépend à la fois de l'incidence et de la durée de vie avec la maladie)
- Mortalité : nombre de décès pendant une durée donnée (année)
- Les taux se calculent par rapport au nombre de personnes vivantes
- Létalité : nombre de décès d'une maladie pendant une période donnée rapporté au nombre de cas de cette maladie pendant cette même période. Ne prend pas en compte la durée éventuelle de vie avec la maladie :
  - cancer très létal : mortalité proche de l'incidence, prévalence proche de l'incidence (cancer du poumon : survie moyenne d'environ 1 an)
  - cancer peu létal : mortalité bien inférieure à l'incidence (cancers du col de l'utérus)
  - cancer létal mais avec une espérance de survie longue (cancers de l'ovaire) : prévalence bien plus importante que l'incidence
- Standardisation des taux : permet de comparer des taux bruts entre des régions où les pyramides des âges sont différentes, ou bien sur des périodes différentes dans une région où la démographie a évolué. Pour un cancer survenant chez 10 % des sujets de plus de 60 ans et chez 3 % de sujets de moins de 60 ans, les taux brut et standardisé d'incidence pour une population de 1 000 personnes, dont 300 de plus de 60 ans et 700 de moins de 60 ans, seront :
  - taux brut : (300 × 10 %) + (700 × 3 %) = 30 + 21 = 51, soit 5,1 %
  - taux standardisé : 30/300 + 21/700 = 13 %

CALCUL DES TAUX

- Mortalité : exhaustive sur l'ensemble de la population française à partir des certificats de décès regroupés par l'Inserm
- Incidence : estimée à partir de registres départementaux qui couvrent 15 % de la population française car le cancer n'est pas à déclaration obligatoire

→ INCIDENCE ET MORTALITÉ DES CANCERS

Devenu en 2004 la première cause de mortalité en France (30 % des décès) devant les maladies cardiovasculaires (29 %).

Estimations en 2011 des incidence et mortalité des différents cancers

LOCALISATION	INCIDENCE			MORTALITÉ		
	HOMMES	FEMMES	TOTAL	HOMMES	FEMMES	TOTAL
Sein		53 000	53 000		11 500	11 500
Prostate	71 000		71 000	8 700		8 700
Poumon	27 500	12 000	39 500	21 000	8 100	29 100
ORL	10 300	3 610	13 910	3 380	850	4 230
Côlon-rectum	21 500	19 000	40 500	9 200	8 300	17 500
Estomac	4 220	2 220	6 440	2 810	1 620	4 430
Col utérus		2 810	2 810		1 000	1 000
Corps utérus		6 800	6 800		2 080	2 080
Foie	6 400	1 830	8 230	5 019*	1 600*	6 619*
Rein	7 400	3 680	11 080	2 550	1 290	3 840
Lymphomes	7 320	6 220	13 540	2 160	1 800	3 960
Leucémies	4 110	3 460	7 570	2 350	1 930	4 280
Cerveau	2 680	1 700	4 380	2 090	1 300	3 390
Mélanomes	4 680	5 100	9 780	900	720	1 620
Myélomes	3 210	2 720	5 930	1 590	1 460	3 050
Œsophage	3 140	1 140	4 280	2 680	760	3 440
Ovaire		4 620	4 620		3 150	3 150
Pancréas	4 480	4 560	9 040	3 631*	3 205*	6 836*
Vessie	9 100	1 880	10 980	3 500	1 170	4 670
Autres	19 960	22 150	42 110	21 590	15 970	37 560
Total	207 000	158 500	365 500	84 500	63 000	147 500

*Données 2004

→ ÉVOLUTION DE L'INCIDENCE ET DE LA MORTALITÉ DES CANCERS

- La mortalité des cancers diminue en France : le taux standardisé est passé de 1980 à 2004 de 256,6 à 227,5 pour 100 000 habitants. En 2011, les taux estimés (standardisés monde) sont de 138,6 chez les hommes et de 77,6 chez les femmes
- L'augmentation absolue du nombre de cas est due au vieillissement de la population
- La mortalité des maladies cardiovasculaires a diminué beaucoup plus vite que celle des cancers
- Disparités dans l'évolution de la mortalité depuis 1950 selon les sexes et les localisations :
  - chez l'homme : globalement, hausse importante jusqu'au milieu des années 1980, puis diminution :
    - poumons : hausse jusqu'en 1980 puis diminution
    - ORL : hausse jusqu'en 1970 puis chute
    - estomac : baisse
    - côlon-rectum : stable
    - prostate : augmentation

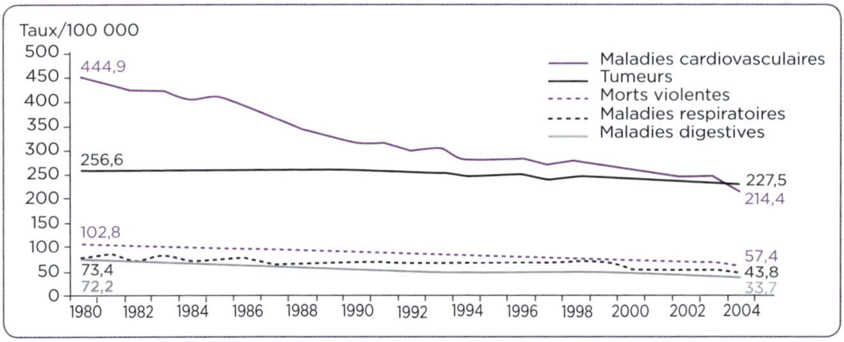

Évolution des taux* de décès par grande catégorie de cause de décès, 1980-2004, France métropolitaine, deux sexes

(*Taux de décès standardisés pour 100 000. Source : Bulletin épidémiologique hebdomadaire, septembre 2007)

- chez la femme : globalement, diminution lente depuis 1950 :
  - sein : hausse jusqu'en 1980 puis stabilisation
  - estomac : baisse
  - utérus : diminution
  - côlon-rectum : diminution
  - poumons : hausse continue
  - ovaire : augmentation (meilleur diagnostic)

CANCÉROGENÈSE

GÉNÉRALITÉS

- Maladie de l'ADN :
  - prolifération incontrôlée d'un clone cellulaire
  - la cellule cancéreuse échappe aux systèmes de contrôle normaux de chaque cellule
- Anomalies morphologiques :
  - tailles inégales (anisocytose)
  - noyaux anormaux :
    - tailles et formes inégales (anisocaryose)
    - augmentation du rapport nucléocytoplasmique
    - augmentation du nombre de mitoses
    - aberrations chromosomiques quantitatives (aneuploïdie) ou qualitatives (translocations, délétions)
- Biologiquement, dérégulation de 6 grandes voies biologiques :
  - échappement à l'apoptose (mort cellulaire programmée)
  - autosuffisance en facteurs de croissance
  - insensibilité aux signaux de régulation de la prolifération
  - invasion tumorale et formation de métastases
  - potentiel de réplication illimité
  - formation de nouveaux vaisseaux sanguins pour la croissance tumorale (angiogenèse)
- Mécanismes régis par l'altération de l'équilibre entre oncogènes et anti-oncogènes dont la connaissance a permis le développement des thérapies ciblées

ONCOGÈNES

- Tout gène auquel une anomalie quantitative ou qualitative confère la propriété de transformer une cellule normale en cellule maligne
- Dominants : une anomalie génétique touchant une seule copie d'un oncogène est suffisante

Gènes codant pour des oncoprotéines intervenant dans la régulation du cycle cellulaire ou dans la transduction du signal cellulaire

- Facteurs de croissance :
  - c-sis : chaîne β du PDGF
- Récepteurs membranaires de facteur de croissance :
  - EGFR : récepteur de l'EGF
  - c-kit : récepteur du PDGF
- G-protéines ou protéines membranaires liant le GTP :
  - gènes RAS (Ha-ras, Ki-ras K-ras) : protéines de 21 kDa à activité GTPasique
- Tyrosine protéine kinases membranaires :
  - c-src et c-abl : protéines membranaires à activité kinase sur les résidus tyrosine
- Protéine kinases cytosoliques :
  - c-mos et c-raf : protéines solubles à activité kinase sur les résidus sérine ou thréonine
- Protéines à activité nucléaire : protéines nucléaires et récepteurs nucléaires :
  - c-jun : facteur de transcription AP1
  - gènes MYC : facteur de transcription
  - RAR β : récepteur de l'acide rétinoïque
  - bcl-2 : inhibiteur de l'apoptose

Mécanismes d'activation variables

- Mutation ponctuelle (modification de la fonction de la protéine)
- Hyperexpression d'une protéine normale : un des mécanismes est l'amplification (augmentation du nombre de copies d'un gène)
- Translocation chromosomique (expression inadaptée de l'oncogène qui est sous le contrôle d'un autre gène normalement exprimé dans le tissu considéré)
- Intégration de matériel viral
- Délétion/insertion (perte d'une partie régulatrice d'une protéine par exemple)

ANTI-ONCOGÈNES OU GÈNES SUPPRESSEURS DE TUMEURS

- Régulateurs négatifs de la croissance cellulaire. La perte de fonction permet la transformation tumorale
- Récessifs : la perte d'activité des gènes nécessite l'altération des deux allèles
- Deux étapes successives sont nécessaires :
  - la première peut être somatique (cancer sporadique) ou germinale (cancer héréditaire)
  - si la première étape est de type germinal (transmission héréditaire d'un allèle muté), le gène agit alors comme un facteur de prédisposition à un cancer héréditaire
  - dans les deux cas, l'atteinte du second allèle est somatique et peut aboutir à l'émergence d'un clone de cellules transformées
- Quelques anti-oncogènes :
  - BRCA1 (17q21) : cancer du sein
  - Rb (13q14) : rétinoblastome
  - p53 (17p) : syndrome de Li-Fraumeni
- La mutation de la protéine P53 est l'altération génétique la plus fréquente dans les cancers humains (double mutation somatique pour les cancers sporadiques)

TÉLOMÉRASES

- Enzyme clé dans le processus de prolifération cellulaire, en restaurant les télomères dont la diminution de taille est responsable de la sénescence cellulaire
- Pas de pouvoir transformant propre (ce n'est pas un oncogène), mais responsable du pouvoir prolifératif indéfini des cellules tumorales
- Activité télomérase retrouvée dans 85 % des cancers humains

DÉFAUT DE RÉPARATION DE L'ADN

- *Xeroderma pigmentosum* (gène XP) : cancers cutanés par lésions de l'ADN induites par les UV et non réparées
- Cancers du côlon familiaux non polyposiques (HNPCC) : gènes hMSH, hMLH

RÔLE DU MICROENVIRONNEMENT

Implication des cellules du stroma, activées par les cellules cancéreuses :

- protéolyse :
  - invasion et métastases par digestion des membranes basales (des tissus et des vaisseaux) et des matrices extracellulaires
  - nombreuses enzymes activées, en particulier les métalloprotéases membranaires ou les enzymes sécrétées du système de la plasmine (thromboses fréquentes au cours des cancers)
- néo-angiogenèse :
  - néovaisseaux formés à partir des cellules endothéliales normales
  - les facteurs moléculaires impliqués sont le VEGF (facteur de croissance vasculaire épithélial), le FGF (facteur de croissance des fibroblastes) ou le PDGF (facteur de croissance plaquettaire)

DÉVELOPPEMENT TUMORAL : UN PROCESSUS MULTI-ÉTAPES

- Coopération entre plusieurs oncogènes
- Origine monoclonale : une seule cellule se transforme puis se divise et, du fait de l'instabilité génétique, les cancers sont hétérogènes et composés de populations polyclonales
- Corrélation entre l'accumulation d'anomalies génétiques et les modifications histologiques
- Le processus dure plusieurs années (de 5 à 30 ans)
- Quatre grandes étapes histologiques de la cancérogenèse :
  - dysplasies :
    - dé-différenciation cellulaire avec hyperplasie et augmentation du nombre de mitoses
    - le nombre d'assises cellulaires augmente
  - cancer *in situ* :
    - les cellules ont toutes les caractéristiques des cellules tumorales
    - prolifération cancéreuse sur l'ensemble de l'épaisseur de la muqueuse mais sans franchissement de la membrane basale, donc sans envahissement des tissus sous-jacents

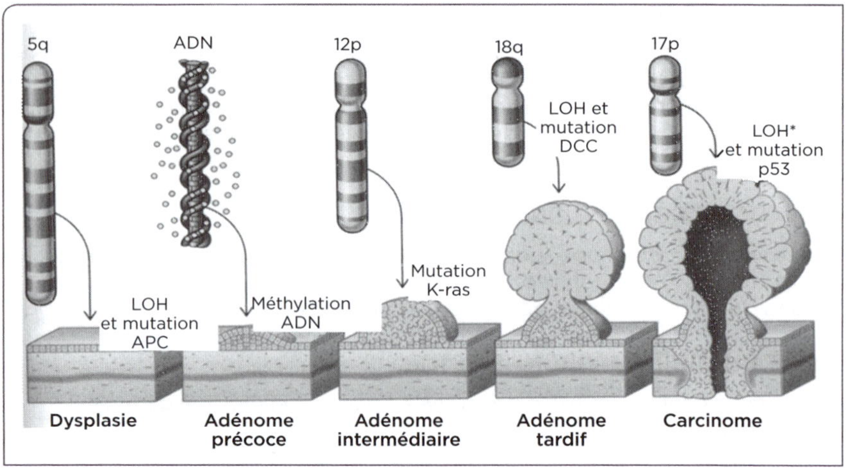

Exemple de la carcinogenèse. D'après *Principles of medical genetics*, Tomas D. Gelherter, Francis S. Collins, David Ginsbrug, seconde edition, Williams & Wilkins, Baltimore, 1998, p 267.

* LOH : perte d'hétérozygotie (loss of heterozygosity)

- cancer invasif :
  - franchissement de la membrane basale
  - envahissement des tissus sous-jacents
  - possibilité d'atteinte des vaisseaux sanguins ou lymphatiques
- cancer métastatique : les cellules tumorales franchissent les vaisseaux et colonisent d'autres organes

CLASSIFICATIONS

CLASSIFICATION EN FONCTION DU TYPE HISTOLOGIQUE

- Carcinomes : développés aux dépens des épithéliums, ils représentent la grande majorité des cancers :
  - carcinomes épidermoïdes : épithélium malpighien (bronches, ORL, col utérin...)
  - adénocarcinomes : épithélium glandulaire (sein, pancréas, tube digestif, bronches...)
  - carcinomes paramalpighiens : épithélium transitionnel (voies excrétrices urinaires)
- Sarcomes : développés à partir du tissu mésenchymateux, ils sont classés en fonction de leur différenciation (et non de leur origine) :
  - ostéosarcome : os
  - liposarcome : graisse
  - léïomyosarcome : muscle lisse
  - rhabdomyosarcome : muscle strié
  - fibrosarcome : tissu conjonctif
- Tumeurs d'origine ectodermique :
  - neuro-ectodermiques : gliomes, épendymomes, tumeurs des plexus choroïdes
  - méso-ectodermiques : méningiomes, ganglioneurones, sympathoblastomes, schwannomes, mélanomes, tumeurs endocrines

- Tumeurs embryonnaires :
  - tumeurs germinales
  - neuroblastome
  - néphroblastome
- Tumeurs mixtes : association de structures diverses, elles sont rares et ont le pronostic du contingent tissulaire de plus forte malignité

→ CLASSIFICATION TNM

- Classification pronostique principale, clinique et radiologique, affinée par l'anatomopathologie (pT, pN ou pM) :
  - T : tumeur primitive :
    - 4 sous-types en fonction de la taille ou de la profondeur d'envahissement
    - T1-T2 de meilleur pronostic que T3-T4
  - N : envahissement ganglionnaire :
    - en son absence (N0), pronostic bien meilleur
    - parfois (sein), le nombre de ganglions envahis a une valeur pronostique
  - M : métastases à distance :
    - très mauvais pronostic (sauf tumeurs embryonnaires)
    - métastases osseuses de meilleur pronostic que métastases viscérales
- En général, regroupement en stades (4 le plus souvent) en fonction de la classification TNM
- Permet d'établir la stratégie thérapeutique (type de traitement et séquence) : chirurgie ou non, chimiothérapie première, adjuvante ou complémentaire, radiothérapie

→ CLASSIFICATION APRÈS ANALYSE HISTOLOGIQUE

- Classification en grades histopronostiques en fonction de la différenciation des tumeurs (une tumeur bien différenciée, de meilleur pronostic, est de grade I ; une tumeur indifférenciée est de grade III) et du nombre de mitoses
- Envahissement des marges de la pièce opératoire :
  - R0 : marges saines à l'analyse histologique
  - R1 : marges envahies microscopiquement
  - R2 : marges envahies macroscopiquement (de moins bon pronostic)
- Présence d'emboles tumoraux vasculaires ou lymphatiques et d'engainements périnerveux, de moins bon pronostic

→ CLASSIFICATION MOLÉCULAIRE (EXPRESSION DE PROTÉINES OU MUTATION DE GÈNES)

- Expression de récepteurs hormonaux (sein) :
  - meilleur pronostic si récepteurs aux œstrogènes (hormonothérapie possible)
  - corrélation fréquente avec la différenciation cellulaire
- Surexpression par amplification de HER2 (impliquée dans la prolifération cellulaire des cancers du sein) : autorise un traitement ciblé par Herceptin®, anticorps monoclonal dirigé contre HER2
- Translocations spécifiques (sarcomes, lymphomes ou leucémies)
- Mutations de l'EGFR (récepteur du facteur de croissance épidermique) dans les cancers pulmonaires : prédictives d'efficacité des traitements anti-EGFR
- Mutations de K-ras dans les cancers colorectaux : prédictives de l'efficacité des traitements anti-EGFR

139 Facteurs de risque, prévention et dépistage des cancers

Objectifs

- **Expliquer et hiérarchiser les facteurs de risque des cancers les plus fréquents chez l'homme et la femme**
- **Expliquer les principes de prévention primaire et secondaire**
- **Argumenter les principes du dépistage du cancer**

PRINCIPAUX FACTEURS DE RISQUE DES CANCERS

→ FACTEURS CHIMIQUES EXOGÈNES

- Tabac :
  - nombreux hydrocarbures cancérigènes
  - 24 % des décès par cancer
  - 90 % des cancers pulmonaires, mais aussi cancers des voies aérodigestives supérieures, de l'œsophage, de la vessie, du pancréas
- Alcool :
  - 7 % des décès par cancer
  - majorité des cancers des voies aérodigestives supérieures en association avec le tabac
  - cirrhoses hépatiques, principal facteur étiologique des carcinomes hépato-cellulaires
- Alimentation :
  - cancers de l'estomac par les nitrites et les hydrocarbures de la conservation des aliments par le sel et la fumée
  - l'obésité augmente la mortalité par cancer
- Pollution atmosphérique :
  - rôle non clairement démontré
  - exposition non professionnelle à l'amiante (mais hausse importante des mésothéliomes non observée)
  - brûlures chimiques et thermiques (œsophage)
- Facteurs professionnels :
  - mesures de prévention par leur identification
  - 2 % des décès par cancer
  - reconnaissance en maladie professionnelle
  - benzène (leucémies), amiante (mésothéliomes pleuraux), nickel (poumons, fosses nasales), amines aromatiques (vessie), cadmium (prostate), hydrocarbures polycycliques (poumon, ORL), poussière de bois (ethmoïde)

- Radiations ionisantes :
  - hémopathies
  - iode radioactif (thyroïde).
  - ultraviolets : cancers cutanés épithéliaux (effet cumulatif) et mélanomes (coups de soleil, en particulier dans l'enfance)
- Stimulations chroniques non spécifiques :
  - bilharziose (vessie)
  - chéloïdes ou zones de frottement

FACTEURS INFECTIEUX

- Rôle des virus de mieux en mieux connu, risque sexuel lié au risque infectieux :
  - papillomavirus : cancers du col utérin ou ORL (surtout amygdale)
  - virus d'Epstein-Barr (EBV) : lymphomes de Burkitt et cancers du rhinopharynx, lymphomes du transplanté (immunosuppression)
  - virus des hépatites B et C :
    - carcinomes hépatocellulaires
    - la vaccination contre l'hépatite B diminue les hépatocarcinomes, en particulier dans les pays en développement
  - autres virus : HTLV-1 et VIH (lymphomes)
- *Helicobacter pylori* : ulcères et cancers de l'estomac

FACTEURS CHIMIQUES ENDOGÈNES

- Œstrogènes :
  - cancers du sein ou de l'endomètre
  - facteurs de risque : règles précoces, ménopause tardive, première grossesse tardive, absence d'allaitement, traitement hormonal substitutif de la ménopause
- Androgènes : cancer de la prostate

FACTEURS GÉNÉTIQUES

Progrès importants ces dernières années avec le développement de la médecine prédictive.

- Rétinoblastome :
  - mutation du gène Rb, premier gène suppresseur de tumeur découvert
  - risque élevé de deuxième cancer (ostéosarcomes, cancers de vessie, sarcomes radio-induits)
- Cancer du côlon héréditaire :
  - polypose colique, avec de très nombreux polypes adénomateux multiples qui dégénèrent en cancer (mutation du gène APC)
  - syndrome de Lynch des cancers héréditaires sans polypose (mutation des gènes hMSH et hMLH)
- Néoplasies endocriniennes multiples :
  - type I :
    - adénomes hypophysaires, parathyroïdiens, des îlots pancréatiques, thyroïdiens, surrénaliens
    - tumeurs carcinoïdes digestives et bronchiques
  - type II :
    - phéochromocytomes et cancers médullaires de la thyroïde
    - parfois, neurofibromes et tumeurs parathyroïdiennes
- Syndrome des nævi dysplasiques : mélanomes héréditaires après exposition aux UV
- Cancers du sein et de l'ovaire par mutation des gènes BRCA1 et BRCA2 :
  - 5 % des cancers du sein : risque cumulé de 85 % (85 % des femmes portant la mutation développeront un cancer au cours de leur vie)
  - cancers survenant avant 40 ans et de plus mauvais pronostic

PRÉVENTION

Trois types différents de prévention.

→ PRÉVENTION PRIMAIRE

Elle consiste à éviter l'apparition d'un cancer. Probablement l'axe le plus efficace, lié directement à la connaissance des facteurs de risque.

- Lutte contre le tabagisme :
  - la disparition du tabagisme diminuerait de 30 % la mortalité par cancer
  - chez les hommes, depuis le milieu des années 1980, diminution de la mortalité par cancer pulmonaire
  - information sur les risques et augmentation du prix du tabac
- Lutte contre l'alcoolisme : nette diminution des cancers de la sphère ORL depuis les années 1970
- Campagnes pour une meilleure alimentation :
  - diminution de la consommation de graisses animales et augmentation de la consommation de légumes et de fruits frais : effets peu évidents
  - conservation des aliments par le froid : nette diminution des cancers de l'estomac
- Lutte contre les risques professionnels (éviction de l'amiante par exemple) : radioprotection
- Campagnes d'information pour éviter les expositions déraisonnables au soleil
- Campagnes d'informations sur les risques du traitement hormonal substitutif
- Lutte contre les infections :
  - nette diminution des hépatocarcinomes par la vaccination contre l'hépatite B
  - vaccination contre les sérotypes les plus fréquents des papillomavirus (HPV16 en particulier) :
    - diminution (voire éradication) des cancers du col utérin
    - rôle à préciser sur la prévention des cancers de l'amygdale
    - vacciner les filles vers l'âge de 14 ans ou avant le premier rapport sexuel
- Informations concernant le risque sexuel (VIH, papillomavirus) et campagnes pour le préservatif
- Éradication de *Helicobacter pylori* par antibiotiques : baisse des cancers de l'estomac
- Chimioprévention : utilisation de diverses molécules pour éviter l'apparition du cancer :
  - essais négatifs dans les cancers pulmonaires
  - antiœstrogènes efficaces chez les femmes à risque de cancer du sein
- Prévention chirurgicale :
  - mastectomie bilatérale prophylactique (en cas de mutation de BRAC1 ou BRCA2) : réduit de 95 % les risques de cancer, mais peu pratiquée en France
  - colectomie totale prophylactique (cancers colorectaux héréditaires)

→ PRÉVENTION SECONDAIRE

Elle consiste à éviter la transformation d'une lésion précancéreuse en cancer invasif.

- Efficacité très limitée en dehors de l'exérèse complète de la lésion quand celle-ci est possible
- Cancers du col utérin : frottis cervicovaginaux à la recherche de lésions dysplasiques, traitées préventivement (par vaporisation laser ou cryothérapie)
- Stratégies qui peuvent se superposer à celles de la prévention primaire : arrêt du tabac pour les lésions précancéreuses de la sphère ORL
- Chimioprévention : échec des rétinoïdes pour les dysplasies ORL

PRÉVENTION TERTIAIRE

Elle consiste à éviter l'apparition d'un second cancer après guérison d'un premier.
- Concept de carcinogenèse de champs : tout l'épithélium soumis au même toxique est à risque de se cancériser
- Efficacité très limitée : le plus efficace est l'arrêt du tabagisme
- L'hormonothérapie adjuvante des cancers du sein est efficace sur la maladie micrométastatique mais agit également en tant que prévention tertiaire en diminuant le risque d'apparition d'un second cancer controlatéral

DÉPISTAGE

GÉNÉRALITÉS

- Définition de l'OMS :
  - identifier présomptivement, à l'aide de tests, d'examens ou d'autres techniques susceptibles d'une application rapide, les sujets atteints d'une maladie ou d'une anomalie passée jusque-là inaperçue
  - permettre le partage entre les personnes apparemment en bonne santé mais probablement atteintes d'une maladie donnée et celles probablement indemnes
  - le dépistage n'a pas pour objet de poser un diagnostic (la mammographie ne fait pas le diagnostic de cancer du sein qui nécessite une biopsie)
  - si dépistage positif ou douteux, entreprendre une démarche diagnostique et, si besoin, thérapeutique
- Objectif : diminuer la mortalité (et non l'incidence) par un diagnostic à un stade précoce, quand la maladie peut être efficacement traitée
- Particulièrement indiqué pour les cancers car ils sont facilement curables à un stade précoce et car il s'agit d'une maladie fréquente
- Un test de dépistage doit être sensible et spécifique :
  - sensibilité :
    - capacité du test à isoler les sujets effectivement malades
    - rapport vrais positifs sur vrais positifs + faux négatifs
  - spécificité :
    - capacité du test à isoler les sujets effectivement sains
    - rapport vrais négatifs sur vrais négatifs + faux positifs
- Répéter un test accroît la sensibilité et diminue la spécificité :
  - valeur prédictive positive :
    - nombre de patients effectivement malades alors qu'ils sont identifiés à risque par le test
    - rapport vrais positifs sur vrais positifs + faux positifs
  - valeur prédictive négative :
    - nombre de patients effectivement sains alors qu'ils sont identifiés comme sans risque par le test
    - rapport vrais négatifs sur vrais négatifs + faux négatifs
- Deux types de dépistages :
  - dépistage de masse :
    - population très importante et risque de cancer relativement peu élevé, mais coût global élevé
    - efficacité en termes de santé publique en fonction de la compliance
  - dépistage dans les populations à risque : stratégie plus intensive dans une population restreinte à risque élevé (mutation BRCA1 ou BRCA2 par exemple)
- Caractéristiques du test : facile à administrer, inoffensif, bien toléré, reproductible, bon marché, avec peu de faux positifs et peu de faux négatifs (mammographie bien acceptée, coloscopie mal acceptée)

- Risque de surdiagnostic : encombrement des structures de diagnostic, risques d'un geste diagnostique

→ DÉPISTAGE DES CANCERS

Dépistage du cancer du sein

- Dépistage à la fois individuel (avant 50 ans) et de masse (entre 50 et 75 ans)
- Dépistage national par mammographie tous les 2 ans entre 50 et 75 ans avec une double lecture (rattrape 15 % de faux négatifs)
- Réduction attendue de la mortalité de 25 à 30 %
- Diminution non encore observée en France
- Intérêt non démontré entre 40 et 49 ans (risque faible et mammographie peu performante)
- Pour les femmes à risque élevé (mutation de BRCA1 ou BRCA2) : surveillance par IRM ou échographie

Dépistage du cancer du col utérin

- Dépistage de masse mais pas organisé par l'assurance-maladie. Pas de dépistage national organisé
- Détection par frottis cervicovaginaux des néoplasies intraépithéliales tous les 3 ans du début de l'activité sexuelle jusqu'à 65 ans
- Grande efficacité
- Compliance faible dans les populations les plus exposées (faible niveau socio-économique)
- Intérêt actuellement non remis en cause par la vaccination contre les HPV

Dépistage du cancer colorectal

- Dépistage de masse, mais encore au stade de l'expérimentation. Sinon, individuel. Pas encore proposé en dépistage de masse en raison de son coût et de sa difficulté de mise en place
- Recherche de sang occulte dans les selles par le test Hémoccult®, entraînant une coloscopie et l'exérèse des polypes
- Réduction de mortalité estimée à 15 %
- Si antécédent familial, coloscopie tous les 5 ans. Intervalle plus court en cas de cancers héréditaires

Autres cancers

- Dépistages individuels pour tous les autres cancers
- Dépistage du cancer de la prostate par dosage du PSA :
  - remboursé, très largement pratiqué, mais pas d'intérêt démontré
  - ne pas oublier le toucher rectal
- Études en cours pour dépister les cancers pulmonaires chez des fumeurs par scanner
- Campagnes annuelles de dépistage du mélanome

Cas particulier du dépistage dans des populations hautement ciblées

- Cancers médullaires de la thyroïde en cas de mutation du gène RET
- Cancer de la vessie par cytologie urinaire si exposition professionnelle à certains toxiques
- Hépatocarcinome par échographie abdominale et dosage des α-fœtoprotéines en cas de cirrhose hépatique (alcoolique ou virale)
- Cancer de l'estomac par gastroscopie en cas de gastrite chronique atrophique (anémie de Biermer…)
- Cancer de l'œsophage par œsogastroscopie en cas d'endobrachyœsophage
- Coloscopie régulière pour les cancers colorectaux héréditaires
- IRM mammaire en cas de mutation des gènes BRCA1 et BRC12

140

Diagnostic des cancers : signes d'appel et investigations paracliniques, stadification, pronostic

Objectif

- **Décrire les principes du raisonnement diagnostique en cancérologie**

DIAGNOSTIC À UN STADE INFRACLINIQUE

- Dépistage (détaillé dans l'*item 139, « Facteurs de risque, prévention et dépistage des cancers »*)
- Découverte fortuite lors d'un examen systématique ou fait pour un tout autre motif :
  - cancer du rein à l'occasion d'une échographie abdominale
  - métastases pulmonaires découvertes lors d'un cliché thoracique systématique

DIAGNOSTIC CLINIQUE : SIGNES D'APPEL

Les signes d'appel ne sont pas spécifiques. La tumeur est souvent évoluée.

- Signes généraux :
  - altération de l'état général (perte de poids inexpliquée, anorexie, asthénie...)
  - fièvre au long cours
  - syndromes paranéoplasiques :
    - troubles endocriniens (syndrome de Cushing, rétention hydrique, gynécomastie...)
    - troubles neurologiques (myasthénie, polynévrite...)
- Anomalies de la coagulation :
  - phlébites sans facteur déclenchant : cancer diagnostiqué dans l'année dans 50 % des cas
  - hémorragies (érosion tumorale) : recherchées dans le dépistage des cancers colorectaux
- Signes en lien avec une évolution locale ou métastatique :
  - perception d'une masse ou d'une adénopathie
  - troubles du transit intestinal
  - douleurs (compression ou fracture)
  - toux ou dyspnée
  - dysphagie
  - ictère
  - signes de compression :
    - œdème des membres inférieurs
    - syndrome cave supérieur

- distension abdominale révélant une ascite
- fracture pathologique ou signes révélant une hypercalcémie
- signes d'insuffisance médullaire : anémie, infections, hémorragies
- troubles neurologiques (tumeurs cérébrales, compression médullaire, méningite) :
  - confusion
  - déficits
  - troubles du langage

INVESTIGATIONS PARACLINIQUES

ANATOMOPATHOLOGIE

- **Diagnostic anatomopathologique du cancer : obtention d'une biopsie ou d'une cytologie pour affirmer le diagnostic :**
  - cytologie (cellules isolées) : pas toujours fiable (cellules difficiles à distinguer dans les tumeurs bien différenciées)
  - histologie (tissus) : analyse des cellules tumorales et de leur microenvironnement, recherche d'invasion
- **Types de prélèvements cytologiques :**
  - cytoponction à l'aiguille fine (ponction d'une masse du sein ou de la thyroïde, d'un ganglion), éventuellement sous contrôle échographique
  - prélèvement d'un liquide biologique (ascite, épanchement pleural...)
  - prélèvement d'une expectoration
  - prélèvement lors d'un brossage bronchique au cours d'une fibroscopie
  - frottis cervicovaginal
- **Types de biopsies :**
  - biopsie dirigée sous scanner ou échographie
  - biopsie au cours d'une endoscopie (gastrique, bronchique, colorectale...)
  - microbiopsie d'une masse mammaire
  - biopsie chirurgicale :
    - exérèse si possible sans mutilation ou sans risque
    - chirurgie invasive (laparotomie, thoracotomie...)
    - cœlioscopie
    - biopsie extemporanée : prélèvement lors de la chirurgie et attente d'une réponse immédiate du pathologiste (curage axillaire du cancer du sein après confirmation de la nature maligne de la tumeur)
- **Dans certains cas, danger de diffusion métastatique lors du geste : exérèse totale (mélanome) ou tatouage de la biopsie pour exérèse lors du geste chirurgical ultérieur (sarcomes)**
- **Un examen anatomopathologique négatif n'exclut pas le diagnostic : il faut savoir renouveler une biopsie si la suspicion est forte**

BILAN D'EXTENSION

- **Maladie systémique donc bilan d'extension nécessaire pour :**
  - classer précisément la tumeur et proposer le traitement le plus adapté
  - séparer une maladie locorégionale (traitement potentiellement curatif) d'une maladie curable métastatique (traitement le plus souvent palliatif)
- **Bilan précis pour que le chirurgien puisse déterminer les possibilités d'exérèse complète de la tumeur**
- **Résécabilité affirmée par l'imagerie et non plus lors du geste chirurgical**
- **Tout bilan commence par un examen clinique complet : adénopathies, hépatomégalie, troubles neurologiques, douleur, ascite, œdème, anomalies respiratoires (épanchement)...**

- Imagerie : élément de base, elle est indispensable au diagnostic pour l'extension mais également fondamentale lors du suivi ou pour la surveillance ultérieure :
  - scanner thoracoabdominopelvien : le plus souvent complété, selon les types de cancer, d'un scanner (ou mieux d'une IRM) cérébral, d'une IRM ciblée sur la région à explorer, d'une scintigraphie osseuse
  - radiographies pulmonaires et échographie abdominale de moins en moins pratiquées
  - scintigraphie au 18-FDG (ou Pet-scan), très sensible :
    - injection de glucose radioactif permettant une cartographie corps entier des localisations des tumeurs
    - le plus souvent couplée à un scanner
    - place actuelle encore en cours d'exploration
    - grand rôle pour définir la nature localisée d'une tumeur bronchique (en excluant une atteinte ganglionnaire médiastinale) et proposer, en première intention, une chirurgie thoracique
- Endoscopies :
  - colorectale, bronchique, ORL, œsogastroduodénale, vésicale (cystoscopie) ou cervicale (colposcopie)
  - obtention d'une biopsie, bilan d'extension locale, seconde localisation (cancers synchrones)
  - certaines endoscopies sont très spécialisées (cathétérisme des voies biliaires ou pancréatiques)
  - association possible à une échographie (écho-endoscopie) pour analyser l'extension intrapariétale de la tumeur et l'existence d'adénopathies (cancers du rectum ou de l'œsophage)
- Parfois une stadification correcte ne peut se faire que par chirurgie : *staging* chirurgical (*voir item 141, « Traitement des cancers. Décision thérapeutique multidisciplinaire et information du malade »*)
- Bilan biologique :
  - NFS, ionogramme sanguin, urée, créatinine, calcémie, transaminases, LDH, phosphatases alcalines
  - recherche de dysfonctions biologiques liées à la tumeur (hypercalcémie ou cytolyse hépatique)
  - les marqueurs tumoraux n'ont, sauf exception, aucun rôle diagnostique, car non spécifiques, ni pronostique (hormis pour les tumeurs germinales et les hépatocarcinomes)
  - intérêt pour le suivi thérapeutique si l'imagerie est mise en défaut (métastases osseuses isolées d'un cancer du sein)

→ BILAN PRÉTHÉRAPEUTIQUE

- Investigations paracliniques dont le but est de rechercher les contre-indications éventuelles aux traitements projetés et non de définir l'extension de la maladie :
  - bilan biologique : fonction rénale, en particulier avant l'utilisation de cisplatine...
  - bilan cardiaque : ECG, fonction ventriculaire gauche (scintigraphie ou échographie cardiaque) avant l'utilisation d'anthracyclines ou de thérapie ciblée anti-HER2 (Herceptin®) du fait du risque d'insuffisance cardiaque
  - bilan respiratoire :
    - épreuves fonctionnelles respiratoires (EFR) avec étude de la diffusion du monoxyde de carbone avant l'utilisation de bléomycine (fibrose respiratoire)
    - avant pneumonectomie, les EFR calculent le VEMS (volume expiratoire maximal/seconde) restant théorique (une valeur inférieure à 1 L exclut le geste)
- Tous ces examens doivent éventuellement être renouvelés en cours de traitement pour dépister des complications à un stade infraclinique

STADIFICATION DES CANCERS

STADIFICATION CLINIQUE

- Groupes homogènes issus de la classification TNM (*voir item 138, « Cancer : épidémiologie, cancérogenèse, développement tumoral, classification »*), correspondant à un pronostic et permettant de définir un traitement
- Précision de la classification fondamentale :
  - une amélioration du pronostic d'un stade donné peut ne pas être liée à des progrès thérapeutiques mais à une meilleure classification : par exemple, en cancérologie pulmonaire, la scintigraphie au 18-FDG permet de diagnostiquer des adénopathies médiastinales qui étaient méconnues par le scanner, faisant passer la maladie de stade Ib (T2 N0 M0) au stade IIIa (T2 N2 M0) : ainsi, le pronostic des stades Ib va s'améliorer simplement par le retrait des stades IIIa méconnus, de moins bon pronostic.
- Classifications spécifiques (adaptation de la classification TNM) :
  - classification FIGO (Fédération internationale de gynécologie obstétrique) : cancers de l'ovaire et de l'utérus
  - classification de Dukes : cancers colorectaux
  - classification de Breslow ou Clark : mélanomes malins (épaisseur de peau envahie)

Classification en stades des cancers pulmonaires en fonction de la classification TNM

STADES	DESCRIPTION	SURVIE À 5 ANS
Stade Ia	T1 N0 M0	> 70 %
Stade Ib	T2 (entre 3 et 5 cm) N0 M0	60 %
Stade IIa	T1-2 (entre 3 et 5 cm) N1 M0 ou T2 (entre 5 et 7 cm) N0 M0	50 %
Stade IIb	T2 (entre 5 et 7 cm) N1 M0 ou T3 N0 M0	30-40 %
Stade IIIa	T3 N1 M0 T4 N0-1 M0 T1-3 N2 M0	10-30 %
Stade IIIb	T1-4 N3 M0 T4 N2 M0	< 10 %
Stade IV	Atteinte métastatique (y compris pleurale)	< 5 %

CLASSIFICATIONS BIOLOGIQUES

- Rôle de plus en plus important (*voir item 138, « Cancer : épidémiologie, cancérogenèse, développement tumoral, classification »*)
- Degré de prolifération ou de différenciation, présence de certains récepteurs ou marqueurs biologiques, mutations spécifiques
- Choix du traitement optimal à l'heure des thérapies ciblées

STADIFICATION DU PATIENT

Deux classifications : Karnofsky et OMS :
- Indice de Karnofsky :
  - 100 % : état général normal, aucune symptomatologie
  - 90 % : symptomatologie minime
  - 80 % : activité normale avec quelque effort
  - 70 % : incapable d'avoir une activité normale mais peut se soigner seul

- 60 % : a besoin d'aide de temps en temps, est capable de subvenir à la plupart de ses besoins, au lit ou en fauteuil moins de la moitié de la journée
- 50 % : a besoin de beaucoup d'aide, au lit ou en fauteuil plus de la moitié de la journée, fait sa toilette seul
- 40 % : ne peut plus se soigner seul, nécessite une aide et des soins spéciaux
- 30 % : hospitalisation nécessaire, incapable de faire sa toilette, mange seul
- 20 % : traitement intensif nécessaire, doit être nourri
- 10 % : moribond

• Statut de l'OMS :
  - 0 : capable d'une activité identique à celle précédant la maladie sans aucune restriction
  - 1 : activité physique diminuée mais malade ambulatoire et capable de mener un travail, toute activité physique pénible est exclue
  - 2 : malade ambulatoire et capable de prendre soin de lui-même mais incapable de travailler, alité ou en chaise moins de 50 % de son temps de veille
  - 3 : capable seulement de quelques soins, alité ou en chaise plus de 50 % de son temps de veille
  - 4 : incapable de prendre soin de lui-même, alité ou en chaise en permanence

Exemple des cancers bronchiques métastatiques : un doublet de chimiothérapie à base de cisplatine n'est bénéfique que pour les patients de stade OMS 0 ou 1.

PRONOSTIC DES CANCERS

Dépendant du stade. Deux grandes catégories selon le pronostic.

• Traitements curatifs :
  - guérison possible
  - traitements intensifs grevés d'effets secondaires acceptables

• Traitements palliatifs :
  - pas de guérison possible
  - l'objectif est de prolonger au maximum la durée de vie en préservant la qualité de vie
  - traitements peu agressifs
  - palliatif n'est pas forcément synonyme de courte durée (médiane de survie des cancers métastatiques du sein ou du côlon supérieure à 24 mois)

141 Traitement des cancers. Décision thérapeutique multidisciplinaire et information du malade

Objectifs

- **Décrire les grands principes des traitements en cancérologie et expliquer la nécessité d'une décision multidisciplinaire en tenant compte de l'avis du patient**
- **Expliquer les effets secondaires les plus fréquents et les plus graves des traitements, leurs signes d'appel et leur prévention**

CHIRURGIE

- Pilier du traitement
- Seul traitement véritablement curateur
- Chirurgiens entraînés (survie des patients variable selon les chirurgiens)

DIAGNOSTIC ET STADIFICATION

- En l'absence de possibilité moins invasive (*voir item 140, « Diagnostic des cancers : signes d'appel et investigations paracliniques, stadification, pronostic »*)
- *Staging* chirurgical : définition de l'extension si l'imagerie est insuffisante (carcinose péritonéale des cancers de l'ovaire ou digestifs)
- Curage ganglionnaire initial avec examen histologique extemporané (l'atteinte des ganglions obturateurs, mal vue à l'IRM ou au scanner, contre-indique la chirurgie radicale des cancers de prostate)
- Évaluation aussi après chimiothérapie première (chirurgie de *second look* des cancers de l'ovaire)
- Échographie peropératoire (métastases hépatiques des cancers colorectaux)

CHIRURGIE RADICALE PREMIÈRE

- Chirurgie indiquée en l'absence de métastases
- Résection complète (réduction tumorale sans intérêt), sans voir la tumeur, avec une marge de tissu sain et un curage ganglionnaire :
  - exérèse cutanée large d'un mélanome
  - colectomie avec marges de 5 cm et exérèse du mésocôlon (ganglions)
  - cancer pulmonaire : au minimum lobectomie avec curage hilaire et médiastinal
- Pièce opératoire envoyée orientée en anatomopathologie
- Qualité de l'exérèse tumorale :
  - R2 : reliquat tumoral macroscopique
  - R1 : limites d'exérèse microscopiquement envahies
  - R0 : tissu sain microscopiquement sur toutes les marges de la tumeur
- Examen histologique extemporané pour guider le chirurgien

- Équilibre entre délabrement prévisible et chances de guérison. Actuellement, tendance forte à diminuer la radicalité de la chirurgie par association aux autres traitements :
  - cancer du sein : diminution des mastectomies au profit des tumorectomies avec l'apport de la radiothérapie, de la chimiothérapie et de l'hormonothérapie
  - diminution des amputations et des désarticulations dans les sarcomes par une chirurgie conservatrice grâce aux chimiothérapies premières et à la radiothérapie postopératoire
  - conservation du sphincter anal dans les cancers du rectum grâce à l'amélioration des techniques chirurgicales (moindres marges de sécurité, chirurgie du mésorectum) et à la radiothérapie préopératoire
  - diminution des curages ganglionnaires grâce aux techniques du ganglion sentinelle pour les mélanomes et les cancers du sein : seuls 2 ou 3 ganglions sont prélevés puis finement analysés par le pathologiste. Un curage complet sera effectué dans un second temps uniquement en cas d'atteinte de l'un des ganglions sentinelles
- Acte chirurgical de moins en moins invasif : endoscopies et cœlioscopies
- Compte rendu détaillé avec la description des lésions, le site et le résultat des examens extemporanés, la justification des gestes effectués, la description du curage ganglionnaire, les résidus tumoraux éventuels
- Penser à une radiothérapie postopératoire : mise en place de repères (clips)

→ CHIRURGIE APRÈS TRAITEMENT D'INDUCTION

- Traitement pluridisciplinaire
- Si la chirurgie prévue est mutilante ou à risque, traitement d'induction (surtout chimiothérapie)
- Trois situations principales :
  - tumeur non résécable initialement et répondant à la chimiothérapie (adénopathie cervicale englobant la carotide qui devient résécable après chimiothérapie)
  - chirurgie conservatrice souhaitée : mastectomie réduite à une tumorectomie après chimiothérapie néoadjuvante (récuser les patients qui n'ont pas répondu au traitement d'induction)
  - cancers pulmonaires avec envahissement ganglionnaire médiastinal : seuls les patients avec une réponse ganglionnaire à la chimiothérapie bénéficient d'une chirurgie thoracique
- Complications chirurgicales souvent augmentées après traitement d'induction

→ CHIRURGIE DES MÉTASTASES

- But palliatif... :
  - métastases cérébrales symptomatiques
  - consolidations rachidiennes (voire décompression médullaire par laminectomie) ou prothèses de hanche en cas de métastases osseuses
  - diminutions des douleurs et amélioration de la qualité de vie
  - chirurgie d'urgence de type ligature vasculaire en cas de cancer ORL hémorragique ou chirurgie digestive pour perforation digestive ou occlusion intestinale du fait de la tumeur
- ... Ou curatif :
  - surtout pour les métastases pulmonaires, hépatiques et surrénales
  - améliore nettement la survie globale : la survie à 5 ans des cancers colorectaux avec métastases hépatiques opérées passe de moins de 5 % à 25 %
  - site primitif contrôlé et pas de métastases (rôle du Pet-scan)

→ CHIRURGIE DE RECONSTRUCTION

- Réparation immédiate ou différée des dommages chirurgicaux : lambeaux musculaires (combler une perte de substance) ou greffe cutanée ou osseuse (remplacement d'une mandibule par un péroné)
- Reconstruction d'une silhouette : chirurgie plastique de reconstruction mammaire

CHIRURGIE PROPHYLACTIQUE

Mastectomie bilatérale prophylactique en cas de mutation BRCA1 ou BRCA2 qui évite 95 % des cancers du sein : peu utilisée en France.

RADIOTHÉRAPIE

Utilisée dans au moins 50 % des cancers à un moment ou un autre de leur évolution.

RAYONNEMENTS UTILISÉS

- Électromagnétiques : photons X (de 4 à 25 MeV, microélectrovolts). Les rayons gamma issus du cobalt ne sont plus utilisés actuellement
- Particulaires : électrons (charge négative, énergies de 6 à 24 MeV) et protons (charge positive, énergies de 6 à 24 MeV)
- L'unité de mesure est le Gray (Gy) : dose absorbée par les tissus correspondant à 1 joule par kg
- Modes d'action de la radiothérapie :
  - phase physicochimique :
    - effet photoélectrique (faibles énergies) : l'intégralité de l'énergie du photon incident est transférée à un électron arraché à une couche interne de l'atome. Il en résulte un photon de « fluorescence » ou un électron « Auger »
    - effet Compton (hautes et moyennes énergies) : l'énergie du photon incident est transmise à un électron arraché de la couche périphérique de l'atome et à un photon diffusé
    - en présence d'oxygène, radiolyse de l'eau qui joue un rôle majeur dans les effets de la radiothérapie. L'ionisation de l'eau entraîne la formation de radicaux libres très réactifs (ions OH^- et protons H^+) responsables de lésions de l'ADN : cassures mono ou doubles brins, altération des bases. Lésions double brins souvent létales
  - phase cellulaire : lésions de l'ADN réparées par la cellule :
    - réparation complète, plus efficace dans les cellules saines que dans les cellules tumorales qui accumulent donc les anomalies : effet différentiel de la radiothérapie
    - réparation fautive avec accumulation d'erreurs, non létales, mais à risque de seconds cancers
    - mort mitotique (lésions létales, comme les doubles brins, non réparées) ou par apoptose induite par p53 du fait d'accumulation d'anomalies : fonction de la radiosensibilité, plus marquée en phases G2 et M
  - phase tissulaire : conséquence de la phase cellulaire à l'échelle du tissu irradié :
    - effets précoces sur les tissus à renouvellement rapide (donc sur la tumeur) : toxicité aiguë comme la mucite, liée à la dose totale et non prédictive de la toxicité tardive
    - effets tardifs, à éviter, liés au fractionnement : action sur les tissus à faible renouvellement, des mois ou des années plus tard, tissu remplacé par une fibrose collagène

MODALITÉS DE RADIOTHÉRAPIE

- Radiothérapie externe :
  - accélérateurs linéaires de particules (et autrefois des sources de cobalt)
  - conformationnelle et cible précisément le volume tumoral pour épargner au maximum les tissus sains
  - scanner de dosimétrie préalable : coupe par coupe les organes sont contourés pour reconstruire dans l'espace les volumes à irradier

  - courbes dose-volume (dose reçue pour une superficie donnée de chaque organe) pour éviter les surdosages : chaque organe peut recevoir une dose maximale
  - courbes isodoses : le volume tumoral irradié peut donc être vérifié
- Curiethérapie (fils d'iridium 192, grains de césium 137) : source radioactive directement au contact de la tumeur
- Radiothérapie métabolique (injections intraveineuses d'iode 123, de strontium)
- La dose totale nécessaire pour obtenir la stérilisation est fonction du type de cancer
- Fractionnement : nombre de séances permettant de délivrer la dose totale :
  - classique : 1 fraction de 1,8 à 2 Gy par jour avec 4 à 5 fractions par semaine
  - hyperfractionnement : 2 (ou 3) fractions par jour
  - hypofractionnement : fractions > 2 Gy, moins de 4 fois par semaine. Simple et rapide mais séquelles tardives (réservé aux traitements palliatifs)
- Le temps entre deux séances de radiothérapie permet la réparation des lésions dans les cellules normales
- Étalement : nombre de jours séparant le début de la fin de l'irradiation

→ INDICATIONS DE LA RADIOTHÉRAPIE

- Curative : 60 % des sujets irradiés (sein, ORL, prostate...), seule ou en association avec la chimiothérapie ou la chirurgie (associations concomitantes ou séquentielles)
- Palliative : cancer localement avancé (ORL, poumon...), augmente la durée de qualité de vie
- Symptomatique : hémorragies, compressions ou douleurs (métastases osseuses). En urgence, en cas de compression médullaire par épidurite ou de syndrome cave supérieur

■ CHIMIOTHÉRAPIE

→ PRINCIPES DE LA CHIMIOTHÉRAPIE

- Diffuse dans tout l'organisme, atteint toutes les cellules cancéreuses sans que l'on connaisse leur localisation ou sans même savoir s'il y en a réellement
- Traitement systémique, par opposition aux traitements locorégionaux (chirurgie, radiothérapie)
- Passage cérébral limité (barrière hématoméningée)
- Agit essentiellement sur la division cellulaire, les cellules doivent être engagées dans le cycle (or 90 % des cellules cancéreuses sont en phase G0)
- Les cibles de la chimiothérapie sont variables :
  - enzymes : inhibition d'enzymes impliquées dans la synthèse des bases ou dans les modifications structurelles de l'ADN lors de la duplication (topo-isomérases)
  - appareil microtubulaire de la mitose : dépolymérisation de la tubuline (poisons du fuseau) ou stabilisation excessive (taxanes)
  - génome : liens covalents simples sur l'ADN inhibant la réplication (alkylants) ou liens covalents multiples modifiant la superstructure de l'ADN (coudures...) et inhibant la progression des enzymes de la réplication (intercalants). Certaines drogues radiomimétiques entraînent une rupture de l'ADN
- Deux types d'effets :
  - cytostatique (ou antimitotique) : inhibition des divisions cellulaires, d'où diminution de la masse tumorale du fait de la disparition « naturelle » des cellules cancéreuses
  - cytotoxique : induction de la mort des cellules tumorales par nécrose cellulaire (très rarement, toxicité majeure) ou apoptose (mort cellulaire programmée)
- Les cellules cancéreuses sont plus sensibles que les cellules normales (prolifération plus rapide et réparation déficiente) mais non spécifiquement ciblées, d'où toxicité

- Loi de cinétique du premier ordre : une proportion de cellules échappe obligatoirement à l'action du médicament

RÉSISTANCE À LA CHIMIOTHÉRAPIE

- Élimination de la drogue active, mécanisme multidrogues :
  - gène MDR I :
    - protéine membranaire qui expulse diverses molécules de la cellule
    - expression constitutive dans le rein, le foie, le tube digestif
    - inductible dans les cellules cancéreuses (anthracyclines, actinomycine, poisons du fuseau, mitomycine)
  - glutathion S transférase : enzyme de détoxification qui diminue l'efficacité de nombreuses drogues (chlorambucil, melphalan, cyclophosphamide, nitroso-urées, cisplatine)
- Modification quantitative ou qualitative de la cible :
  - mécanisme multidrogue comme pour la topo-isomérase II (anthracyclines, actinomycine, épipodophyllotoxines, ellipticine)
  - mécanisme spécifique : augmentation de la dihydrofolate réductase (résistance au méthotrexate)
- Augmentation de la réparation des lésions induites sur l'ADN (cisplatine)

INDICATIONS DE LA CHIMIOTHÉRAPIE

- Rarement utilisée seule, prise en charge multidisciplinaire (chirurgie, radiothérapie, hormonothérapie)
- Traitement curatif (effets secondaires sévères acceptés) :
  - hématologie : lymphomes hodgkiniens et non hodgkiniens, leucémies aiguës
  - oncologie : cancers du testicule et toutes les tumeurs germinales (guérison largement possible, même en phase métastatique)
- Traitement palliatif :
  - en situation métastatique, améliore quantité et qualité de vie
  - effets secondaires à limiter au maximum
- Traitement adjuvant (plus aucune trace de maladie) :
  - après la chirurgie, diminue les récidives par destruction des micrométastases
  - amélioration de la survie globale et sans récidive (sein)
- Traitement néo-adjuvant :
  - avant la chirurgie (induction)
  - réduit la masse tumorale et rend opérable une tumeur qui ne l'était pas (poumon, ovaire)
  - ou diminue l'ampleur du geste (traitement conservateur du sein)
  - voire permet d'éviter la chirurgie (cancers ORL)

MODE D'ACTION ET CLASSIFICATION DES PRINCIPAUX AGENTS DE CHIMIOTHÉRAPIE

Antimétabolites

- Analogues structuraux de composés avec un rôle clé dans le métabolisme cellulaire
- Se substituent aux composants normaux et interfèrent avec la synthèse des bases nucléiques ou avec la synthèse protéique
- Action phase-dépendante, maximale en phase S :
  - méthotrexate :
    - faux substrat, inhibiteur de la dihydrofolate réductase
    - empêche la transformation des folates et inhibe la synthèse des bases puriques et pyrimidiques
    - à fortes doses, administration suivie d'un antidote, l'acide folinique (prévient la toxicité hématologique et digestive)

- choriocarcinome, sein, ovaire, vessie, voies aérodigestives supérieures, poumon (petites cellules)
- à fortes doses, leucémies aiguës lymphoblastiques, lymphomes non hodgkiniens, ostéosarcome pédiatrique
- raltitrexed (Tomudex®) :
  - antifolate inhibiteur spécifique de la thymidilate synthase
  - cancers colorectaux métastatiques
- fluoropyrimidines (5FU) :
  - analogues structuraux de l'uracile (base pyrimidique) bloquant la synthèse de l'ADN
  - cancers colorectaux, sein, voies aérodigestives supérieures...
  - potentialisées par l'acide folinique (complexe ternaire stable lors de la liaison avec la thymidilate synthase)
  - prodrogue du 5FU transformée spécifiquement dans les cellules tumorales en 5FU : capécitabine (Xeloda®), par voie orale
- cytarabine (Aracytine®) :
  - analogue structural de la cytidine (base pyrimidique) bloquant la synthèse de l'ADN
  - leucémies
- gemcitabine (Gemzar®) :
  - analogue structural de la cytidine
  - poumon, pancréas, vessie
- permetrexed (Alimta®) :
  - analogue pyrimidique
  - mésothéliomes, adénocarcinomes pulmonaires
- 6-mercaptopurine et 6-thioguanine :
  - analogues structuraux inhibant les bases puriques et bloquant la synthèse de l'ADN
  - leucémies
- fludarabine :
  - analogue structural de l'adénine
  - leucémie lymphoïde chronique
- hydroxycarbamide (hydroxyurée) :
  - inhibe la ribonucléotide réductase, d'où déficit en déoxyribonucléotides qui bloque la synthèse de l'ADN
  - syndromes myéloprolifératifs

Agents alkylants

- Liens covalents directs avec l'ADN
- Généralement bifonctionnels : une même molécule se lie à deux bases proches entraînant des pontages inter ou intrabrin : d'où arrêt de la réplication et mort cellulaire
- Action cycle-dépendante (sauf les nitroso-urées)
- Moutardes azotées :
  - cyclophosphamide (Endoxan®) :
    - sein, ovaire, poumon (surtout à petites cellules), vessie, sarcomes, neuroblastome, lymphomes hodgkiniens et non hodgkiniens, myélome, leucémies aiguës
  - ifosfamide (Holoxan®) :
    - lymphomes hodgkiniens et non hodgkiniens, poumon (à petites cellules ou non), ovaire, testicule, col utérin, sein, voies aérodigestives supérieures, sarcomes, leucémies aiguës lymphoblastiques
  - melphalan (Alkéran®) :
    - myélome, ovaire, sein, neuroblastome, lymphomes hodgkiniens et non hodgkiniens, leucémies aiguës
  - chlorméthine (Caryolysine®) :
    - lymphomes hodgkiniens

- chlorambucil (Chloraminophène®) :
  - leucémie lymphoïde chronique, lymphomes hodgkiniens et non hodgkiniens
- Aziridines :
  - Mitomycine C :
    - estomac, côlon, rectum, pancréas, sein, vessie en instillations endovésicales
  - thioacide :
    - ovaire, sein, vessie en instillations endovésicales
- Organoplatines :
  - cisplatine :
    - poumon, sein, ovaire, testicule et tumeurs germinales, estomac, vessie, voies aérodigestives supérieures, col utérin, endomètre, sarcomes, lymphomes non hodgkiniens
    - présente une toxicité rénale et neurologique
  - carboplatine :
    - ovaire, poumon, voies aérodigestives supérieures
    - hormis dans les cancers de l'ovaire, il est utilisé en cas de contre-indication au cisplatine
  - oxaliplatine : côlon-rectum, ovaire
- Nitroso-urées :
  - cycle-indépendantes, lipophiles, passent donc la barrière hémato-méningée
  - carmustine (Bicnu®) :
    - tumeurs cérébrales, myélomes, lymphomes hodgkiniens et non hodgkiniens, mélanome
  - fotémustine (Muphoran®) :
    - tumeurs cérébrales, mélanome
  - lomustine (Belustine®) :
    - tumeurs cérébrales, myélomes, lymphomes hodgkiniens et non hodgkiniens, mélanome, poumon (épidermoïde)
  - streptozocine (Zanosar®) :
    - carcinoïdes, îlots Langerhans
- Autres alkylants :
  - busulfan :
    - leucémie myéloïde chronique
  - dacarbazine (Déticène®) :
    - mélanome, lymphomes hodgkiniens et non hodgkiniens, sarcomes
  - procarbazine (Natulan®) :
    - lymphomes hodgkiniens et non hodgkiniens, tumeurs cérébrales, poumon (à petites cellules)
  - estramustine (Estracyt®) :
    - prostate

Agents intercalants

- Liaisons covalentes multiples avec deux spires voisines de l'hélice d'ADN :
  - modification de la superstructure de l'ADN (coudures par exemple)
  - blocage de la topo-isomérase II nécessaire à la réplication de l'ADN
- Action cycle-dépendante ou phase-dépendante (topo I)
- Inhibiteurs de la topo-isomérase II (cassure double brin en inhibant la religation) :
  - anthracyclines (doxorubicine, épirubicine...) :
    - cardiotoxiques (protection possible par Cardioxane®)
    - sein, ovaire, sarcomes, lymphomes hodgkiniens et non hodgkiniens, pédiatrie, poumons, leucémies, vessie, estomac...
  - mitoxantrone :
    - moins cardiotoxique que les anthracyclines, mais moins efficace
    - leucémies, lymphomes non hodgkiniens, sein, prostate
  - actinomycine :
    - en ATU (autorisation temporaire d'utilisation) nominative
    - testicule, sarcomes

  - elliptinium :
    - sein
  - épipodophyllotoxines (étoposide : VP16) :
    - testicule, poumon (à petites cellules), lymphomes hodgkiniens et non hodgkiniens, leucémies, choriocarcinomes, sein
  - bléomycine :
    - radiomimétique (induit des cassures dans l'ADN) avec une toxicité pulmonaire importante
    - cancers épidermoïdes, lymphomes hodgkiniens et non hodgkiniens, testicule
- Inhibiteurs de la topo-isomérase I (cassures simple brin perturbant la fourche de réplication) :
  - irinotécan (CPT11, Campto®) :
    - responsable de diarrhées
    - cancer colorectal
  - topotécan (Hycamtin®) :
    - peu de diarrhées, mais hématotoxicité
    - ovaire, poumon à petites cellules

Agents interagissant avec la tubuline (poisons du fuseau)

- Perturbent la polymérisation de la tubuline et inhibent la mitose
- Action phase-dépendante.
- Inhibiteurs de la polymérisation de la tubuline :
  - vinca-alcaloïdes : vincristine (Oncovin®), vinblastine (Velbé®), vindésine (Eldisine®) ou vinorelbine (Navelbine®)
  - toxicité neurologique ou hématologique
  - lymphomes hodgkiniens et non hodgkiniens, sein, rein, vessie, testicule, ovaire, poumon, choriocarcinome, leucémies, sarcomes, myélome, col utérin, voies aérodigestives supérieures
- Inhibiteurs de la dépolymérisation de la tubuline (taxanes) :
  - docétaxel (Taxotère®) : sein, poumon (non à petites cellules)
  - paclitaxel (Taxol®) : sein, ovaire, poumon (non à petites cellules)

Inhibiteurs de la synthèse protéique

L-asparaginase :
- empêche l'assemblage des protéines sur le ribosome
- leucémies

Cytotoxique local

Miltéfosine (Miltex®) :
- perturbe les lipides membranaires
- peut être utile dans les métastases cutanées des cancers du sein

→ PRINCIPES D'ASSOCIATION DES CHIMIOTHÉRAPIES

- Majoration (addition ou synergie) de l'efficacité
- Cytotoxiques actifs individuellement, de mécanismes d'action différents, sans compétition métabolique, avec des mécanismes de résistance différents et des effets secondaires différents
- Dose optimale de chaque agent respectée (diminuer la dose pour permettre l'association peut être délétère) :
  - additivité séquentielle : inhibition successive de deux étapes d'une voie métabolique
  - additivité simultanée : inhibition de deux voies métaboliques convergeant vers un même produit
  - additivité par complémentarité : action sur diverses cibles
  - additivité des effets sur le cycle cellulaire : synchronisation et recrutement (un alkylant augmente le nombre de cellules en cycle ; l'adjonction d'un agent cycle-dépendant sera synergique)

- Intérêt :
  - bénéfice dans les cancers pulmonaires
  - pas évident dans les cancers du sein (les traitements séquentiels semblent aussi efficaces et moins toxiques : monothérapies successives avec administration de chaque agent à la dose optimale)
  - dans les sarcomes par exemple, la référence reste la monothérapie par doxorubicine

HORMONOTHÉRAPIE

- Cancers hormonodépendants :
  - sein (blocage des œstrogènes), prostate (blocage des androgènes)
  - bonne tolérance globalement
  - à tous les stades de la maladie
- Suppression de la sécrétion hormonale ou inhibition de la fixation de l'hormone sur son récepteur à la surface de la cellule tumorale

CASTRATION

- Chirurgicale (ovariectomie ou pulpectomie)
- Médicale :
  - agonistes de la LHRH (Enantone®, Zoladex®, Décapeptyl®) : suppriment le caractère pulsatile de la sécrétion de LHRH et inhibent la sécrétion de FSH et d'hormone lutéinisante : il n'y a plus de sécrétion hormonale au niveau testiculaire ou ovarien
  - progestatifs à fortes doses (sein)
  - œstrogènes (prostate)

INHIBITION DE LA PRODUCTION SURRÉNALIENNE HORMONALE

- Environ 10 % des androgènes sont produits par la surrénale et transformés en œstrogènes par l'aromatase chez la femme
- L'aminoglutéthimide (Orimétène®) freine chez l'homme la sécrétion d'androgènes : une corticothérapie substitutive est systématique
- Les antiaromatase (Arimidex®, Fémara®, Aromasine®) suppriment la transformation des androgènes en œstrogènes chez la femme :
  - indiquées chez les femmes ménopausées
  - faible risque thromboembolique mais risques d'ostéoporose

BLOCAGE PÉRIPHÉRIQUE AU NIVEAU TUMORAL

Molécules qui se fixent sur le récepteur hormonal et l'inhibent (risques thromboemboliques) :

- antiœstrogènes dans le cancer du sein (tamoxifène), femme ménopausée ou non
- antiandrogènes (prostate) : risque d'effet paradoxal (hausse de l'hormone lutéinisante et des androgènes avec stimulation tumorale)

IMMUNOTHÉRAPIE

- Stimulation du système immunitaire
- Applications rares et actuellement décevantes :
  - BCG en intravésical dans les cancers superficiels de vessie
  - interleukine 2 ou interféron α dans le mélanome, le myélome ou le cancer du rein
- Dans les mélanomes, l'ipililumab, un anticorps monoclonal stymulant le système immunitaire, vient de démontrer son efficacité

THÉRAPIES CIBLÉES

- Elles ont bouleversé le traitement des cancers ces dix dernières années
- Issues des progrès de la biologie moléculaire
- Connaissance des voies de signalisation impliquées dans les cancers, des gènes dérégulés : médicaments modulant ces voies
- Cellules tumorales spécifiquement ciblées avec limitation (théorique) des effets secondaires :
  - anticorps monoclonaux dirigés spécifiquement contre une protéine présente à la surface des cellules tumorales – comme le facteur de croissance épidermique (EGFR) – ou sécrétée – comme le facteur de croissance vasculaire endothélial (VEGF) qui intervient dans la néo-angiogenèse :
    - très spécifiques de la cellule visée
    - mécanisme immunitaire possible (ADCC, cytotoxicité dépendante des anti-corps)
    - voie intraveineuse
  - petites molécules qui ciblent les domaines enzymatiques des protéines de la transduction du signal :
    - souvent inhibiteurs de tyrosine kinase
    - la spécificité pour une kinase donnée est faible et, souvent, de nombreuses kinases sont inhibées, ce qui élargit le spectre mais aussi la toxicité
    - voie orale
- Diverses grandes voies sont ainsi ciblées

CIBLAGE DE L'ANGIOGENÈSE

- Hypertension artérielle et risques hémorragiques :
  - anticorps dirigé contre le VEGF :
    - bevacizumab (Avastin®)
    - sein, poumon (non épidermoïde), côlon, rein, glottalisations
  - inhibiteurs de tyrosine kinase :
    - sunitinib (Sutent®)
    - rein, tumeurs stromales gastro-intestinales

CIBLAGE DU RÉCEPTEUR DU FACTEUR DE CROISSANCE ÉPIDERMIQUE (EGFR OU HER1)

- Diarrhées, toxicité cutanée (rashs acnéiformes)
- Exprimés par de nombreuses cellules tumorales :
  - anticorps :
    - cétuximab (Erbitux®)
    - cancers ORL ou colorectaux
  - inhibiteurs de tyrosine kinase :
    - erlotinib Tarceva® et gefitinib (Iressa®) : poumon en première ligne en cas de mutation de l'EGFR sur les cellules tumorales

CIBLAGE DE HER2

- Récepteur surexprimé par amplification dans 20 % des cancers du sein
- Bonne tolérance mais insuffisances cardiaques réversibles
- Recherche de l'amplification systématique
- Surexpression nécessaire pour proposer un traitement ciblé :
  - anticorps : trastuzumab (Herceptin®) :
    - divise par deux le risque de rechute d'un cancer du sein localisé
    - son utilisation a transformé un facteur de mauvais pronostic (surexpression de HER2) en un facteur de bon pronostic. Le couplage de l'anticorps avec un cytotoxique puissant augmente son efficacité

- inhibiteur de tyrosine kinase : lapatinib (Tyverb®) :
  - inhibe à la fois HER1 et HER2
  - cancers du sein après échec du trastuzumab

CIBLAGE DE KIT ET DE BCR-ABL

Imatinib :

- inhibiteur de tyrosine kinase qui bloque à la fois la protéine de fusion Bcr-Abl (caractéristique des leucémies myéloïdes chroniques) et les domaines kinase de KIT ou du PDGFR (récepteur du facteur de croissance plaquettaire) mutés dans les tumeurs stromales gastro-intestinales
- efficacité spectaculaire pour une tolérance excellente

CIBLAGE DES AUTRES VOIES

- mTOR : protéine intracellulaire clé dans la transduction du signal, carrefour de nombreuses voies d'activation
  - un de ses inhibiteurs, l'évérolimus (Afinitor®) est indiqué en deuxième ligne des cancers du rein
- BRAF : protéine clé également de la transduction du signal
  - dans les cancers colorectaux, l'inhibition de l'EGFR n'est pas efficace en cas de mutation de BRAF car la voie en aval de l'EGFR sera constitutivement activée quel que soit le blocage d'amont de l'EGFR
  - dans les mélanomes mutés pour BRAF, un de ses inhibiteurs, le vemurafenib (Zebroaf®) est très efficace
- De nombreuses autres voies actuellement en cours d'étude :
  - ciblage du cycle cellulaire *via* les cyclines
  - ciblage des diverses intégrines impliquées dans la mobilité cellulaire
  - ciblage de la voie de l'IGFs (*Insulin-Like Growth Factor*)...

EFFETS SECONDAIRES DES TRAITEMENTS ANTICANCÉREUX

- Cotations des toxicités dans le système international CTCAE (*National Cancer Institute Common Terminology Criteria for Adverse Events*)
- Quatre grades de toxicité :
  - les deux premiers correspondent à une toxicité légère à modérée
  - le grade 3 correspond à une toxicité sévère
  - le grade 4 correspond à une toxicité mettant en jeu le pronostic vital

CHIRURGIE

- Complications liées à chaque type de chirurgie en fonction des délabrements rendus nécessaires par l'extension de la maladie
- Traitements conservateurs développés au maximum grâce la multidisciplinarité avec la radiothérapie ou la chimiothérapie première

RADIOTHÉRAPIE

- Chaque organe a une tolérance limitée à la radiothérapie
- Complications en fonction des doses, du fractionnement et des volumes irradiés
- Complications aiguës :
  - liées à la dose totale délivrée pendant l'irradiation
  - surviennent dans les 6 mois
  - transitoires, réversibles, attendues et inévitables
  - le patient doit en être informé

- Complications chroniques :
  - liées à la dose délivrée par fraction
  - surviennent après 6 mois, parfois après 10 ans
  - définitives et à éviter au maximum par la limitation des champs et des doses d'irradiation et par un fractionnement adéquat
- Principales complications :
  - hématologiques :
    - leucémies secondaires
  - neurologiques :
    - souvent tardives avec des myélites ou plexites radiques
    - l'irradiation cérébrale est responsable d'œdème, de démyélinisation, de signes d'ischémie artérielle, avec, au maximum, des plages de nécrose : une hypertension intracrânienne se développe nécessitant une corticothérapie préventive
    - encéphalopathies 1 à 2 mois après l'irradiation, sensibles à une corticothérapie (rarement, radionécrose tardive)
  - cardiaques :
    - péricardites aiguës (35 %) ou tardives (65 %)
    - ischémies coronariennes rares
    - anthracyclines à éviter ou respect d'un délai
  - pulmonaires :
    - fibroses pulmonaires, en fonction de l'état respiratoire initial, qui peuvent mener à une insuffisance respiratoire
    - diagnostic par épreuves fonctionnelles respiratoires (diminution de la DLCO)
    - corticothérapie (1 mg/kg/j) proposée en cas de symptomatologie aiguë
  - ORL :
    - mucites et radiodermites, complications aiguës classiques
    - xérostomie, souvent définitive, avec agueusie, dysphagie et risque fréquent de mycose
    - ostéoradionécrose, complication chronique survenant 1 à 2 ans après l'irradiation : prévenue par des soins dentaires rigoureux (ablation de toutes les dents avec foyers infectieux) avant l'irradiation et par le port à vie de gouttières fluorées
  - cutanées :
    - épilation, érythème et desquamation sèche puis exsudative
  - digestives :
    - fonction de l'organe irradié
    - œsophagites (dysphagie douloureuse), gastrites, grêle radique aigu (diarrhée, nausées, crampes abdominales nécessitant un régime particulier, des antidiarrhéiques et antispasmodiques) ou chronique – surtout en cas d'antécédents de laparotomies et cardiovasculaires –, HTA, diabète (occlusions, hémorragies, perforations, fistules, syndrome de malabsorption) – dont le traitement est difficile (aspiration, corticoïdes, voire chirurgie) –, rectites aiguës (diarrhée et émission de glaires) ou chroniques (rectorragies)
  - urinaires :
    - cystites aiguës et atrophie vésicale tardive
    - nécroses radiques du rein possibles
  - gonadiques :
    - stérilité très fréquente du fait de la sensibilité des gonades
    - transposition ovarienne possible (sur la crête iliaque antérieure homolatérale par exemple)

→ CHIMIOTHÉRAPIE

- Toxicité aiguë :
  - survenant dans le mois suivant l'administration
  - fonction surtout de la dose unitaire de chimiothérapie administrée

- Toxicité chronique :
  - survenant généralement après plusieurs mois de traitement
  - fonction de la dose cumulée administrée

Toxicités aiguës

- Toxicité hématologique :
  - très fréquente car les cellules médullaires se divisent activement
  - maximale entre J8 et J15
  - essentiellement à type de neutropénie avec risques d'infections (si PNN < 500)
  - en cas de thrombopénie ou d'anémie, des transfusions peuvent être nécessaires
  - quasiment tous les anticancéreux sont hématotoxiques mais, classiquement, quatre le sont très peu : cisplatine, bléomycine, vincristine, L-asparaginase
  - si risque de neutropénie fébrile supérieur à 20 %, prophylaxie primaire par facteurs de croissance hématopoïétiques
  - après une première neutropénie fébrile, prophylaxie secondaire indiquée et prévention par réduction de doses
- Nausées-vomissements :
  - principaux émétisants : cisplatine, alkylants à forte dose et intercalants
  - traitement préventif :
    - corticoïdes, dérivés neuroleptiques (Primpéran®, Vogalène®, Plitican®)
    - sétrons (antagonistes des récepteurs 5HT3 : Zophren® ou Kytril®)
    - ou, si association corticoïdes-sétrons insuffisante, ajouter aprépitant (Emend®)
  - les vomissements peuvent durer quelques jours après la chimiothérapie (vomissements retardés)
  - si vomissements anticipatoires (avant la chimiothérapie), traitement par anxiolytiques (benzodiazépines)
- Réactions allergiques :
  - anticorps, oxaliplatine...
- Phanères :
  - alopécie réversible, due surtout aux anthracyclines, taxanes et alkylants à fortes doses : casque réfrigérant pour la prévenir ou la retarder
  - le docétaxel (Taxotère®) peut entraîner une toxicité unguéale
- Toxicité muqueuse :
  - essentiellement oropharyngée
  - prévention par bains de bouche au bicarbonate et, en cas de surinfection fongique, antimycotiques
- Toxicité neurologique :
  - iléus paralytique de la vincristine
  - paresthésies de l'oxaliplatine
- Toxicité rénale :
  - insuffisance rénale aiguë ou chronique, surtout liée au cisplatine
- Toxicité cardiaque :
  - 5-fluoro-uracile, responsable d'angor ou d'infarctus
  - anthracyclines, responsable d'insuffisance cardiaque aiguë ou chronique (une protection par Cardioxane®, un chélateur du fer, est possible)

Toxicités chroniques

- Leucémies aiguës secondaires :
  - surtout après alkylants, dans un délai de 5-10 ans
  - mais aussi après Vépéside® (survenue précoce, dans les 2 ans) ou après anthracyclines
- Toxicité rénale :
  - insuffisance rénale chronique, surtout au cisplatine (toxicité cumulative)
- Toxicité cardiaque :
  - insuffisance cardiaque chronique après anthracyclines

  - surveillance de la fraction d'éjection ventriculaire gauche recommandée, même si elle est peu prédictive
  - protection par Cardioxane® possible
- Toxicité neurologique :
  - polynévrites sensitivomotrices après oxaliplatine, cisplatine, taxanes ou vincristine
  - surdité après cisplatine
- Toxicité pulmonaire :
  - fibrose liée à la bléomycine

STRATÉGIE THÉRAPEUTIQUE DES CANCERS

- Multidisciplinaire :
  - la plupart des traitements font intervenir chirurgie, radiothérapie et chimiothérapie (séquences optimales définies en concertation pluridisciplinaire)
  - depuis la mise en place du plan cancer, chaque dossier doit être présenté en concertation pluridisciplinaire, au minimum chirurgien, oncologue médical et radiothérapeute
  - des études ont montré que l'absence d'une telle concertation était une perte de chance pour les patients
- Soins organisés en réseaux régionaux : au centre, CHU ou Centre de lutte contre le cancer, en lien avec les hôpitaux généraux, locaux, les cliniques et les structures de prise en charge à domicile

INFORMATION DU PATIENT

- Souci constant :
  - loyale et claire
  - indispensable pour permettre une décision partagée
  - le patient doit être informé :
    - des effets secondaires aigus et tardifs des traitements proposés
    - des résultats des différentes propositions possibles

> *Le cancer de la prostate illustre ce propos avec, pour des petits cancers, une efficacité similaire de la chirurgie ou de la radiothérapie mais avec des effets secondaires différents.*

  - le patient doit pouvoir être en mesure de choisir librement

> *Il doit, dans le cas des cancers de la prostate, être informé qu'une simple surveillance est possible.*

- **Tout au long de la maladie, le dialogue doit être permanent entre le médecin et son patient.**
- Le médecin a un devoir d'information.

142 Prise en charge d'un malade cancéreux. Traitements. Surveillance. Problèmes psychologiques, éthiques et sociaux

Objectif

- **Expliquer les principes de la prise en charge globale du malade à tous les stades de la maladie en tenant compte des problèmes psychologiques, éthiques et sociaux**

PRISE EN CHARGE GLOBALE D'UN PATIENT ET SOINS PALLIATIFS

DÉFINITIONS

- **Soins de support :** prise en charge globale du patient pour tout ce qui ne touche pas directement au traitement anticancéreux
- **Définition de 2002 de l'OMS :** les soins palliatifs cherchent à améliorer la qualité de vie des patients et de leur famille, face aux conséquences d'une maladie potentiellement mortelle, par la prévention et le soulagement de la souffrance, identifiée précocement et évaluée avec précision, ainsi que par le traitement de la douleur et des autres problèmes physiques, psychologiques et spirituels qui lui sont liés
- **Loi du 4 mars 2002 :** *« Toute personne a le droit de recevoir des soins visant à soulager sa douleur. Celle-ci doit être en toute circonstance prévenue, évaluée, prise en compte et traitée. Les professionnels de santé mettent en œuvre tous les moyens à leur disposition pour assurer à chacun une vie digne jusqu'à la mort. »*
- Les soins palliatifs consistent à soulager de ses souffrances la personne en fin de vie, à sauvegarder sa dignité et à soutenir son entourage
- Ils ne sont pas réservés aux patients en fin de vie et sont mis en œuvre dès le début de la maladie, parallèlement au traitement curatif, selon les trois phases évolutives :
  - phase curative :
    - le confort est un objectif mais la priorité est donnée à la guérison
    - une certaine toxicité est acceptable
  - phase palliative :
    - la guérison n'est plus possible et le confort devient une priorité
    - les traitements spécifiques peuvent prolonger la survie et diminuer les symptômes mais doivent être peu toxiques
  - phase terminale :
    - le décès est imminent
    - les soins sont centrés sur le confort

→ PRISE EN CHARGE DES SYMPTÔMES PHYSIQUES

- Évaluation et cotation des symptômes sont indispensables pour un traitement adapté
- Évaluation essentiellement clinique ; examens complémentaires non agressifs et avec une conséquence thérapeutique
- Douleur (*voir infra*)
- Nausées-vomissements :
  - aigus :
    - au cours du passage de la chimiothérapie
    - maîtrisés par l'association sétrons, corticoïdes et dérivés des neuroleptiques (métoclopramide)
    - si insuffisant ou si chimiothérapies fortement émétisantes (cisplatine) : aprépitant (Emend®)
  - retardés :
    - quelques jours après la chimiothérapie (surtout cisplatine)
    - maîtrisés par l'association corticoïdes et dérivés des neuroleptiques
    - les sétrons n'ont pas montré leur supériorité
    - aprépitant efficace
  - anticipatoires :
    - avant la chimiothérapie, somatisation de l'anxiété, traités par anxiolytiques
    - quasiment disparus aujourd'hui
- Asthénie : si anémie, érythropoïétine (avec précaution, dans le strict respect de l'AMM, sans dépasser 12 g/dL Hb)
- Anorexie :
  - ne pas sous-estimer un état nauséeux
  - diététicienne
  - même les patients obèses peuvent souffrir de dénutrition
  - état général plus longtemps conservé si apport calorique suffisant
  - alimentation entérale privilégiée par compléments nutritionnels hypercaloriques, sondes nasogastriques ou sondes de gastrostomie
  - alimentation parentérale à risque de complications métaboliques et infectieuses
- Constipation :
  - souvent liée aux morphiniques
  - laxatifs (osmotiques pour le long cours)
- Dyspnée :
  - oxygénothérapie, corticoïdes (lymphangite carcinomateuse), ponction pleurale évacuatrice (voire symphyse pleurale chirurgicale ou pose d'un drain de type PleurX®)
  - sédation en cas de dyspnée réfractaire

→ PRISE EN CHARGE DE LA SOUFFRANCE PSYCHOLOGIQUE

- Troubles réactionnels fréquents (mécanisme de défense)
- Étapes d'adaptation :
  - déni : refus de reconnaître la gravité de sa situation
  - révolte : agressivité à l'égard des soignants et de l'entourage
  - marchandage : « Promettez-moi que je vais guérir si je fais la chimiothérapie... »
  - dépression : repli, désintérêt de son entourage, désinvestissement du traitement
  - acceptation ou, plus souvent, résignation
- Soutien psychologique personnalisé en respectant les défenses du patient
- Dimension psychologique prise en compte par le plan cancer (dispositif d'annonce, psycho-oncologie)
- Attention importante portée sur l'aspect psychologique dès le diagnostic, son annonce et le plan de traitement personnalisé

- Anxiolytiques, somnifères et antidépresseurs souvent utiles
- Prise en charge des familles

ORGANISATION HUMAINE ET MATÉRIELLE

- Prise en charge globale, équipes multidisciplinaires : médecins généralistes, oncologues, spécialistes de la douleur, psychiatres, psychologues, infirmières, kinésithérapeutes, diététiciennes...
- Les soins palliatifs concernent tous les médecins
- Organisation :
  - unités de soins palliatifs : pour les patients en phase terminale
  - équipes mobiles de soins palliatifs (aide des équipes soignantes) : pour chaque patient hospitalisé
  - hôpitaux de jour et consultations pour prise en charge des patients suivis à domicile par leur médecin traitant
  - développement des hospitalisations à domicile ou des réseaux de soins de ville : nette amélioration de la prise en charge globale (possibilité de chimiothérapie à domicile, maintien à domicile jusqu'au décès)

PRISE EN CHARGE SYMPTOMATIQUE, TRAITEMENT DE LA DOULEUR

PHYSIOPATHOLOGIE DE LA DOULEUR

- Douleurs par excès de nociception :
  - lésion tissulaire responsable d'un excès de stimulation des nocicepteurs périphériques
  - les plus fréquentes
- Douleurs neurogènes ou par désafférentation :
  - lésion du système nerveux périphérique ou central
  - paroxysmes à type d'éclair ou de brûlure électrique, trajet radiculaire ou tronculaire, allodynie, déficit sensitif associé
- L'OMS décrit trois niveaux d'antalgiques :
  - niveau 1 : antalgiques non opioïdes
  - niveau 2 : dérivés opioïdes mineurs
  - niveau 3 : morphiniques (douleur intense et chronique, de type cancéreuse)

ÉVALUATION DE LA DOULEUR

- Difficile : faire confiance au malade qui reste le meilleur juge de sa douleur
- Analyse quantitative par échelles :
  - échelles visuelles analogiques très sensibles permettant de suivre l'efficacité du traitement
  - échelles numériques, verbales simples
  - échelles adaptées à l'enfant
- Analyse qualitative (chronologie, durée, analogie de ressemblance, sensations anormales...)
- Répercussions cognitives, affectives ou sociales
- Examen clinique : douleurs provoquées, déficit neurologique, allodynie

ANTALGIQUES ACTIFS SUR LES DOULEURS NOCICEPTIVES

Antalgiques de niveau 1

- Aspirine et autres AINS :
  - inhibent la cyclo-oxygénase

  - antiagrégants, antalgiques, antipyrétiques et anti-inflammatoires
  - risques d'ulcère duodénal, d'insuffisance rénale fonctionnelle, d'hémorragies, d'allergie
  - à éviter avec le cisplatine (majoration de la toxicité rénale) et le méthotrexate (défixation protéique)
- Paracétamol :
  - antalgique et antipyrétique
  - même efficacité que l'aspirine
  - durée d'action de 4 à 6 h
  - contre-indiqué en cas d'insuffisance hépatique
  - risque d'hépatite mortelle si prise ≥ 10 g (150 mg/kg chez l'enfant)
- La noramidopyrine n'est quasiment plus utilisée (agranulocytose, choc anaphylactique)

Antalgiques de niveau 2 : dérivés opiacés mineurs

- Moins efficaces que la morphine (affinité moindre pour les récepteurs opioïdes)
- Synergiques avec le paracétamol
- Effets indésirables identiques à ceux de la morphine
- Codéine, dextropropoxyphène (qui pourrait être retiré du marché en raison des risques d'hépatite), tramadol
- Durée d'action de 4 à 6 h

Antalgiques de niveau 3 : morphine et dérivés

- Morphine :
  - se fixe sur les récepteurs opioïdes aux niveaux médullaire et supra-médullaire
  - récepteurs également présents au niveau des tractus intestinal et pulmonaire (constipation, dépression respiratoire)
  - principalement les agonistes qui stimulent les récepteurs de manière dose-dépendante et sans effet plafond : chlorhydrate ou sulfate de morphine, fentanyl, hydromorphone, oxycodone
  - voie veineuse, orale ou transdermique
  - transformée dans le foie en métabolites actifs et éliminée par voie rénale
  - délai d'action de 10 min (voie veineuse) ou 30 min (voie orale)
  - durée d'action de 4 h
  - biodisponibilité orale moindre, d'où doses doublées ou triplées
  - tableaux de correspondance de doses entre les différents morphiniques
- Effets indésirables :
  - effets digestifs :
    - nausées et vomissements les premiers jours
    - constipation persistante toute la durée du traitement (laxatifs)
  - effets neuropsychiques :
    - sédation les premiers jours (à ne pas confondre avec le rattrapage de sommeil en retard du fait de la douleur)
    - au début, syndrome confusionnel possible avec hallucinations et cauchemars
    - myosis constant (ne traduit pas un surdosage)
    - seuil convulsif abaissé
  - effets respiratoires :
    - inhibition de la toux et assèchement des sécrétions
    - diminution dose-dépendante de la fréquence respiratoire, rarement significative car la douleur antagonise cet effet de la morphine
  - autres effets :
    - hypotension orthostatique, rétention urinaire, histaminolibération (urticaire et prurit), hypersudation
- Dépendance toxicomane exceptionnelle : risques d'un syndrome de sevrage en cas d'arrêt brutal d'un traitement morphinique de plus de 10 jours

- Surdosage :
  - en cas d'insuffisance rénale ou hépatique, de sujet âgé, de fièvre (dispositifs transdermiques par augmentation du passage transcutané)
  - troubles de la conscience, myoclonies, convulsions, dépression respiratoire (jusqu'à l'apnée), hypothermie et hypotension
  - traitement : arrêt de la morphine, réanimation symptomatique, naloxone (antagoniste pur)
- Interactions médicamenteuses : majoration :
  - de la sédation (dépresseurs du système nerveux central, alcool)
  - du risque de dépression respiratoire (benzodiazépines)
  - de la constipation et des rétentions aiguës d'urine avec les anticholinergiques (antidépresseurs tricycliques)
- Règles de prescription strictes : ordonnances sécurisées, écrites en toutes lettres avec une durée de traitement maximale de 28 jours

→ ANTALGIQUES ACTIFS SUR LES DOULEURS NEUROGÈNES

- Antalgiques usuels peu efficaces
- Antiépileptiques fréquemment utilisés :
  - carbamazépine (Tégrétol®) dans la névralgie du trijumeau
  - clonazépam (Rivotril®) dans les douleurs paroxystiques à type de décharge électrique
  - surtout gabapentine (Neurontin®) et prégabaline (Lyrica®), plus efficaces et moins toxiques
- Antidépresseurs tricycliques :
  - douleurs permanentes à type de paresthésies, allodynie

→ MÉDICAMENTS CO-ANALGÉSIQUES

Associés à un antalgique classique :
- antispasmodiques (douleurs abdominales)
- corticoïdes (anti-inflammatoires puissants pour douleurs osseuses, épidurite)
- biphosphonates (métastases osseuses)
- anxiolytiques (composante émotionnelle)

→ TECHNIQUES NON MÉDICAMENTEUSES

- Chirurgie :
  - consolidation d'une fracture pathologique
- Radiothérapie :
  - action antitumorale et anti-inflammatoire (métastases osseuses)
  - radiothérapie métabolique exceptionnelle
- Neurostimulation transcutanée ou médullaire :
  - douleurs neurogènes rebelles de topographie bien limitée
- Alcoolisation :
  - destruction de racines nerveuses transmettant la douleur (mésothéliome pleural)

→ STRATÉGIE THÉRAPEUTIQUE CONTRE LA DOULEUR CANCÉREUSE

Généralités

- Débuter par un antalgique de niveau 1
- Si douleur intense, débuter avec niveau 2, voire 3
- Débuter la morphine par une titration antalgique avec prise de morphine à libération immédiate tant que perdure la douleur
- Possible avec pompe à morphine
- Quand la dose est trouvée, morphine prise à heure fixe et non à la demande (ou avec un débit continu en pompe)

- Meilleur moyen de lutter contre la douleur : prévenir son apparition
- Paracétamol synergique avec la morphine
- Évaluation de la douleur fréquente, pluriquotidienne au début, pour adapter le traitement

Instauration d'un traitement morphinique

- Voie orale privilégiée
- Prendre en compte âge, fonction rénale, psychotropes
- Laxatifs systématiques
- Par voie orale :
  - débuter à 30 mg/12 h de sulfate de morphine à libération prolongée, avec inter-doses de 10 mg de morphine à libération immédiate, toutes les heures si besoin (phase de titration)
  - tant que les doses sont insuffisantes, la nouvelle posologie quotidienne sera augmentée de 50 % par rapport à la précédente
  - quand la douleur est maîtrisée, on additionne les besoins quotidiens en morphine à libération prolongée et à libération immédiate, puis la dose est donnée en deux prises à libération prolongée à 12 h d'intervalle
- Si voie orale impossible ou douleur intolérable :
  - morphine intraveineuse débutée à 10 mg/j en débit continu avec des bolus de 10 % de la dose de base toutes les 20 min tant que la douleur n'est pas calmée
  - tant que les doses sont insuffisantes, le débit de base quotidien correspondra à la dose totale de morphine reçue les 24 h précédentes (débit de base + bolus), augmentée de 50 %
  - quand la douleur est maîtrisée pendant 24 h, le débit de base de morphine intraveineuse correspond à la dose totale de morphine reçue durant ces 24 h
  - la voie intraveineuse peut être remplacée par la voie sous-cutanée
- Si risque de surdosage, doses initiales diminuées et intervalles entre les inter-doses allongés
- À l'équilibre :
  - les paroxysmes douloureux sont traités par morphine à libération immédiate au 1/6 de la dose quotidienne, toutes les 4 h
  - si les prises deviennent systématiques, la dose quotidienne à libération prolongée est réadaptée
  - valable pour les voies orale et intraveineuse

ASPECTS ÉTHIQUES ET SOCIAUX

ASPECTS ÉTHIQUES

- Code de déontologie :
  - art. 37 : « ... en toutes circonstances, le médecin doit s'efforcer de soulager les souffrances de son malade, l'assister moralement... »
  - art. 38 : « ... doit accompagner le mourant jusqu'à ses derniers moments, assurer par des soins et mesures appropriés la qualité d'une vie qui prend fin... »
- Euthanasie active :
  - action volontaire et directe de mettre fin à la vie d'un patient dans le but d'abréger ses souffrances : homicide volontaire
  - la demande est très rare si les douleurs physiques et morales sont prises en charge correctement
- Sédation :
  - parfois la seule solution devant une dyspnée particulièrement angoissante (même si elle accélère un décès imminent)
  - ce n'est pas un acte d'euthanasie (pas pour but de donner la mort)
  - consentement du patient ou, à défaut, de la famille nécessaire

- Acharnement thérapeutique :
  - traitement sans bénéfice significatif
  - proscrit par le Code de déontologie
  - souvent le fait des familles auxquelles il faut savoir résister
  - traduction de leurs souffrances
- Renoncement thérapeutique (improprement appelé « euthanasie passive ») :
  - renoncer à un traitement ou à des explorations si les inconvénients prévisibles sont supérieurs au bénéfice attendu
  - renoncer à traiter le cancer de façon spécifique sans renoncer aux soins de confort
- Information (« claire et adaptée ») et consentement du patient chaque fois que possible, en matière de soins palliatifs, de fin de vie ou de tout soin médical
- Rappel de textes de loi :
  - loi n° 2005-370 du 22 avril 2005 : le médecin peut, lorsque le malade est en « fin de vie et hors d'état d'exprimer sa volonté », « limiter ou arrêter un traitement inutile, disproportionné ou n'ayant d'autre objet que la seule prolongation artificielle de la vie »
  - décret n° 2006-120 du 6 février 2006 : la décision est prise par le médecin en charge du patient, après concertation avec « l'équipe de soins si elle existe et sur l'avis motivé d'au moins un médecin, appelé en qualité de consultant » et, le cas échéant, celui d'autres personnes (personne de confiance, membre de la famille, proche, titulaires de l'autorité parentale ou du tuteur si le patient est mineur) (C. Santé publique, art. R. 4127-37)

ASPECTS SOCIAUX

- Le patient est non seulement un malade mais aussi un être humain socialement intégré
- Prise en charge sociale :
  - lors du diagnostic, formulaire de prise en charge à 100 % (médecin traitant)
  - traitements longs avec arrêts de travail prolongés
  - congé de longue maladie 3 ans, puis invalidité
  - poursuite du travail possible avec éventuellement un temps aménagé
- Environnement familial important :
  - pour un patient vivant seul, structures de prise en charge intermédiaire à proposer
  - assistantes sociales et demandes d'aide ménagère
- Prothèse capillaire (maintien dans le tissu social en respectant l'apparence des patients)
- Nombreuses associations pour aider le patient et sa famille tout au long de sa maladie
- Patients jeunes et qui peuvent être guéris :
  - la fertilité doit être abordée avec les différentes possibilités qui existent aujourd'hui (conservation de sperme, congélation de gamètes chez la femme)
  - insertion sociale future : orientation vers des associations pour accompagnement dans les démarches ultérieures (achat immobilier...)

Sources d'informations

HÉMATOLOGIE

Sites internet

Société française d'hématologie (SFH) : sfh.hematologie.net

Le référentiel 2009 donne des recommandations pour la plupart des homéopathies malignes. sfh.hematologie.net/hematolo/UserFiles/File/REFERENTIEL_SFH_2008_2009.pdf

Institut français du myélome (IFM) : www.myelome.fr

Groupe coopératif très actif sur le plan international dans la prise en charge du myélome multiple.

International myeloma foundation (IMF) : www.myeloma.org

Fédération nationale des centres de lutte contre le cancer (FNCLCC) : www.fnclcc.fr

Thésaurus sur la leucémie, le lymphome et le myélome : http ://oncoranet. lyon. fnclcc.fr/thesaurus

CANCÉROLOGIE

Sites internet

Institut national du cancer (INCa) : www.e-cancer.fr

- Recommandations :
  - sur le traitement des cancers, en particulier du sein
  - sur l'usage de la radiothérapie
- Référentiels de bon usage qui déterminent dans quelles indications peuvent être utilisées les molécules innovantes et onéreuses.

Fédération nationale des centres de lutte contre le cancer (FNCLCC) : www.fnclcc.fr

- SOR (standard options recommandations).
- Recueil sur chaque type de cancer de l'état des connaissances et des indications de traitements.

Réseaux de cancérologie

Thésaurus intéressants dans ces réseaux.

Achevé d'imprimer en décembre 2012
par l'imprimerie Ten Brink
Dépôt légal : janvier 2013

Imprimé aux Pays-Bas